체온회복력

주의사항

이 책의 모든 내용은 개인 경험과 자연치유 원리에 기반한 것으로, 의료 치료를 대체하지 않습니다. 만성질환이나 심각한 증상이 있으시면 반드시 전문의와 상담하시기 바랍니다.

체온회복력

초판 1쇄 인쇄 _ 2026년 2월 15일
초판 1쇄 발행 _ 2026년 2월 20일

지은이 _박희연

펴낸곳 _ 바이북스
펴낸이 _ 윤옥초
책임 편집 _ 김태윤
책임 디자인 _ 이민영

ISBN _ 979-11-5877-405-9 03510

등록 _ 2005. 7. 12 | 제 313-2005-000148호

서울시 영등포구 선유로49길 23 아이에스비즈타워2차 1005호
편집 02)333-0812 | **마케팅** 02)333-9918 | **팩스** 02)333-9960
이메일 bybooks85@gmail.com
블로그 https://blog.naver.com/bybooks85

책값은 뒤표지에 있습니다.
책으로 아름다운 세상을 만듭니다. — 바이북스

미래를 함께 꿈꿀 작가님의 참신한 아이디어나 원고를 기다립니다.
이메일로 접수한 원고는 검토 후 연락드리겠습니다.

아파서 시작한 일,
몸을 살리는 회복의 비밀

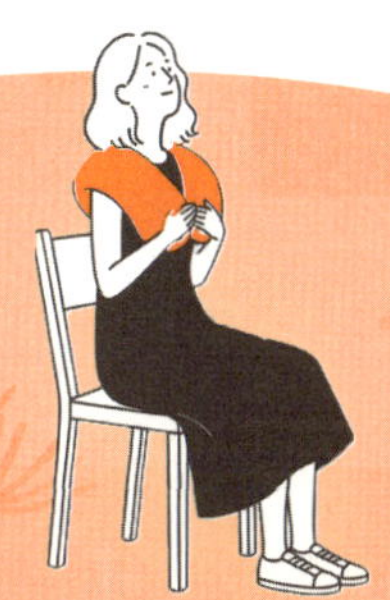

체온이 곧 생명, 따뜻함이 당신의 몸을 지킵니다

체온회복력

박희연 지음

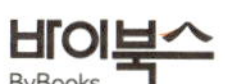

추천사

환자의 회복에 있어 중요한 체온

인체는 참 신비합니다. 인체가 가진 그 본연의 치유력은 어떤 의사보다 뛰어납니다. 한의사가 되어 환자분들 진료한 지 10년이 넘어가는데, 시간이 지날수록 느끼는 것이 있는데요. 저의 치료자로서의 역할은, 바로 이 인체의 치유력이 제 역할을 할 수 있도록, 잠시 빗나가 있는 길을 바로 잡아주는 정도라는 것입니다.

한의학에서는 예전부터 이런 인체의 본연의 치유력을 북돋는 방법을 일컬어 '부정거사(扶正祛邪, 인체 정기를 북돋아 나쁜 기운을 내쫓음)'라는 말로 표현해 왔습니다. 인체의 정기, 즉 치유력이 제대로 역할하기 위해서는, 일단 '잘 먹고 잘 자고 잘 싸는 게' 가장 중요합니다. 여기에 또 한 가지 중요한 것이 있다면 그것은 바로 체온일 것입니다. 그래서 한의사들은 환자를 치료할 때, 몸에 열이 많은 편인지, 찬 편인지부터 시작하여 소화, 대소변, 수면 상태를 꼭 물어보게 됩니다.

선천적으로 에너지가 약하게 태어났다거나(냉한 체질) 아니면 관리가 잘 안되어서 몸이 차게 되었다거나 하신 분들은, 다른 분들보다 확실히 질병의 회복 속도가 느립니다. 이런 분들에게는 저도 "치료의 과정이 오래 걸릴 수 있으니, 길게 보고 치료 받으셔야 한다"고

안내 드리곤 하는데요. 그만큼 체온은 환자의 회복에 있어 중요하다고 할 수 있습니다.

들꽃잠의 박희연 대표님은 본인 몸을 통해서 그 체온의 중요성을 누구보다도 느끼고, 체온을 올리는 좋은 방법을 경험하고, 방법을 전파하기 위해서 노력해 오신 분입니다. 저도 들꽃잠 찜질팩을 알게 되면서 무언가 특별한 정성과 따뜻함이 느껴진다고 생각했었는데, 이후 만나게 된 박희연 대표님에게서 그때 그 기운과 생명력을 다시 느낄 수가 있었습니다.

추천사를 부탁받고 원고를 읽어보니, 대표님의 지난 일생을 통해 형성된 이런 생명력과 에너지는 정말 다른 사람을 변화시킬 능력이 있는 것이겠구나, 생각하게 되었습니다.

이 책을 통해서, 한 사람의 몸과 마음에 온기가 더해지는 것이 그 사람을 어떻게 변화시키는지, 그리고 그 변화가 다른 사람들에게 어떻게 온기를 전하여 주는지 알게 될 것입니다.

많은 분들에게 큰 도움이 될 것이라 믿으며, 이 책을 기쁨으로 추천합니다.

김태련

일로한방병원 구로점 원장

들꽃처럼 피어나는 삶

인생의 시련의 숲속에서 용기와 성실과 끈기로 다시 피어나는 들꽃처럼 피어나며 꿈을 향해 나아가며, 사람들이 미처 돌보지 못한 자신들의 육체적인 건강뿐 아니라 마음과 영혼까지 치유하는 일에 헌신해온 사람이 책을 쓴다면 그 책은 어떤 책이될까? 바로, 박희연 대표의 이 책과 같은 책이 될 것입니다.

이 책은 메마르고 분주한 현대인들이 미처 보지 못한 현실과 영혼 사이를 잇는 끈을 보게 하며, 아픈 이들을 생각하며 연구하는 사람들이 미처 보지 못하는 육체와 영혼 사이를 잇는 끈을 보게 합니다. 그래서 우리의 현실과 따뜻함의 철학을 마음의 눈으로 보게 해줍니다.

'아파서 시작한 일'이란 글귀에 당신의 마음이 머물렀다면 이 책은 우연이 아니라 당신에게 닿아야 할 필연일 것입니다. 우리 삶은 예기치 못한 아픔과 고통으로, 때로는 깊은 우울과 상실감으로 이어지곤 합니다. 이 책은 바로 그 불안과 아픔을 외면하지 않고 마주함으로 마침내 차가운 황무지에서 치유의 꽃을 피워낸 한 사람의 진정어린 이야기입니다.

박희연 대표의 특별함은, 냉랭한 현대인의 삶에서 사람들의 몸과 마음의 건강을 위한 좀 더 깊고 따스한 철학을 드러내며, 겉으로 드러난 증상이 아니라, 그 안에 고통의 근원과 회복의 방향을 함께 바라보는 통찰력에서 드러납니다.

여기, 단순히 몸의 건강을 이야기하는 것을 넘어 고통 속에서 진정한 삶의 의미와 목적을 발견하고, 멋진 삶보다 가치 있는 삶을 추구하는 마음의 성숙의 여정을 담고 있는 책이 있습니다. 여기, 따뜻한 치유의 여정을 시작으로 들꽃처럼 다시 피어나려는, 모든 분들을 위한 책이 있습니다.

손일

미국그레이스신학대학원(Grace Theological Seminary)

문화교류학박사(DICS)

현) 베들레헴교회 담임목사

아픔, 삶이 방향을 바꾸라는 신호

《체온회복력》은 단순한 고백이 아니라, 한 사람의 삶 전체를 관통하는 선언처럼 다가옵니다. 저자는 자신의 아픔을 숨기지도, 극복의 결과만을 자랑하지도 않습니다. 대신 아픔의 한가운데에서 몸과 마음이 보내는 신호에 정직하게 귀 기울였고, 그 과정에서 발견한 '회복의 원리'를 삶과 일로 끝까지 증명해 왔습니다.

저는 삼성전자에서 30여 년간 근무하며 수많은 시스템과 제품,

사람과 조직을 경험해 왔습니다. 그래서 어떤 메시지가 '개념'에 머무는지, 어떤 이야기가 '검증된 경험'에서 나오는지 비교적 분명하게 구분할 수 있습니다. 그런 제 눈에 이 책은 이론서가 아니라 살아낸 기록이며, 말이 아니라 루틴으로 축적된 지혜입니다. 실제로 저 역시 들꽃잠의 온열체험을 여러 차례 경험하며, 따뜻함이 몸의 긴장을 풀고 수면의 질을 바꾸며 회복의 출발점이 된다는 것을 몸으로 확인했습니다.

특히 깊이 인상적인 점은 저자의 전문성이 결코 말로 만들어진 것이 아니라는 사실입니다. 과학적 근거를 찾기 위해 영양사가 되었고, 이론을 생활 속에서 실천하기 위해 조리사가 되었으며, 아이의 아토피를 계기로 피부관리사 자격을 갖추었습니다. 나아가 몸의 회복이 마음의 회복으로 이어져야 함을 깨닫고 심리상담사까지 공부했습니다. 이 모든 과정은 '자격증을 위한 이력'이 아니라, 아픔을 이해하고 회복을 책임지기 위한 집요한 여정이었습니다.

들꽃을 베고 깊은 잠을 자며 회복하는 꿈에서 시작된 '들꽃잠'이라는 브랜드에는 우연이 없습니다. 아픔과 회복의 경험에서 시작된 사업이기에, 저자에게 이 일은 업무가 아니라 사명입니다. 그래서 이 책에 담긴 따뜻함, 수면, 순환, 스트레칭이라는 치유의 핵심 원칙은 누구나 이해할 수 있을 만큼 단순하지만, 누구나 실천하기는 어려울 만큼 치열하게 섬세되어 있습니다.

더마크월드를 이끌며 레고를 활용한 치유코칭 현장에서 수많은 사람들의 상처와 회복을 만나온 저로서는 확신할 수 있습니다. 이 책은 아픈 사람만을 위한 책이 아닙니다. 이유 없이 지친 분들, 최선을 다했음에도 몸과 마음이 따라주지 않았던 분들, 삶의 속도를 잠시 늦추고 자기 자신을 다시 돌보고 싶은 모든 분들께 꼭 권하고 싶은 책입니다.

이 책을 덮을 즈음 독자 여러분은 깨닫게 될 것입니다. 아픔은 실패의 증거가 아니라, 삶이 방향을 바꾸라고 보내는 신호일 수 있다는 것을 말입니다. 따뜻함은 온도이자 태도입니다. 이 책이 많은 분들의 하루에 작은 온기를 더하고, 다시 일어설 힘을 건네는 동반자가 되기를 진심으로 응원합니다.

송성원

㈜더마크월드 대표

삼성전자 임원 출신 치유코치

청천벽력 같은 췌장암을 이겨내도록 도운 들꽃잠

들꽃잠

저희 부부에게는 참으로 고마운 이름입니다.

5년 전 처음, 지인의 소개로 방문하여 첫 체험이 끝난 후에 빨갛게 올라온 남편 배를 보고 왜 이러냐고 물었을 때 돌아온 답은 "몸에서 안 좋은 부분은 빨갛게 됩니다"라고 말씀하시더군요. 집에 오면서 '뭘 그럴 수가 있을까?' 하고 '데인 거 아니야?' 하며 반신반의하고 전혀 믿지 않았었지요.

그런데, 들꽃잠에 갔다가 온 한 달 후 배가 아파서 대수롭지 않게 생각하고 간 병원에서 남편에게 췌장암 말기, 6개월 여명이라는 청천벽력 같은 선고를 듣고 나니 그때 빨갛게 올라왔던 곳이 췌장이었다는 것을 뒤늦게 알게 되었습니다.

정말로 힘들었습니다. 온몸이 부서지는 것 같은 고통을 느끼고 살도 점점 빠지고 걷기도 힘들어했었지만 6개월 선고부터 5년이 지난 오늘까지 시간만 나면 와서 힐링하고 체온을 올려준 덕분인지 항암 43차와 큰 수술을 견디어냈습니다. 지금은 완치판정은 아니지만 더 이상 몸에 암세포가 없다는 판정을 받을 수 있게 많은 도움을 준 들꽃잠. 정말로 감사드립니다.

강애리자

〈분홍립스틱〉 가수

난소암을 이긴
따뜻함의 힘을 나누고 싶다

난소암 진단 이후, 생각지도 못한 일이라 많이 충격적이었으나 마음 한편엔 '잘 이겨내보자'라는 마음도 함께 들었어요. 암에 대해 더 공부하기 시작했고, 암세포가 싫어하는 게 온열과 산소임을 알았으며, 그동안 제 몸이 많이 냉했음을 깨달았죠. 그때 생각났던 게 팥 찜질이었습니다.

여섯 차례 항암하는 동안 들꽃잠의 온열 경험과 매트, 찜질팩은 제 몸을 돌보는 하나의 중요한 루틴이 되어주었습니다. 특별한 무언가를 기대했다기보다, 매일 제 몸을 따뜻하게 살피고 보듬는 시간이었고 그 시간이 저를 지탱해주었다고 느낍니다.

항암 기간 내내 구내염 하나 생기지 않고 생각보다 체력을 크게 잃지 않은 채 그 시간을 지나올 수 있었습니다. 오히려 몸을 계속 움직일 수 있었고, 스스로 놀랄 만큼 제 몸이 버텨주고 있다는 감각을 느꼈습니다.

이 경험을 통해 저는 아픔 속에서도 몸을 대하는 태도가 얼마나 중요한지 알게 되었고, 자연스럽게 같은 시간을 지나고 있는 분들에게 따뜻함의 힘에 대해 제 경험을 나누게 되었습니다. 누군가에게 무언가를 권하기보다는, 제가 지나온 시간을 솔직하게 이야기하는 마음이었습니다.

이 책에는 그저 건강법을 넘어 아픈 시간 속에서도 몸을 믿고 돌보며 살아낸 한 사람의 진심이 담겨 있습니다. 지금 힘든 시간을 보내고 계신 분들께 이 책이 조용한 위로와 용기가 되기를 바랍니다.

김승미
암경험자

건강은 미루면 안 되는 숙제

들꽃잠을 처음 만난 건 10년도 더 된 일입니다. 찜질팩 하나로 시작된 인연은 어느새 제 삶 깊숙이 들어와, 지금은 제 유튜브, 인스타그램 등 모든 채널을 통해 사람들에게 강력히 권하는 가장 사랑하는 브랜드가 되었습니다. 그래서 《체온회복력》의 출간이 더욱 반가웠습니다.

20년 넘게 마케팅과 소비자 심리를 연구하며 수많은 브랜드를 만나왔지만, 들꽃잠은 특별합니다. 책의 저자이신 박희연 대표님은 당신의 암 투병과 자녀의 아토피라는 절박한 시련 속에서 '치유의 길'을 찾았고, 그 여정을 들꽃잠으로 나눠주셨습니다. 이 책을 읽으며 제품 하나하나에 담긴 진심과 철학을 다시금 느낄 수 있었습니다.

쉼 없이 달리는 우리에게 이 책은 뼈아픈 조언이자 따뜻한 처방전이 되어 줍니다. "체온이 곧 생명"이라는 진리는 단순하지만 강력합니다. 몸이 따뜻해지면 마음의 긴장이 이완되고, 감사와 평안이 다시 삶 속에 깃드는 것만큼 강력한 치유가 없음을 공감하며 읽었습니다.

무엇보다 이 책에는 비즈니스와 신앙, 건강과 치유를 통합하며 살아온 저자의 삶이 고스란히 담겨 있습니다. 경영의 고비마다 "몸은 자연으로, 마음은 하나님께" 향했던 저자의 태도는 큰 울림을 줍니다.

가정을 책임지는 엄마들, 성공을 향해 달리는 아빠들, 비즈니스 현장의 리더들에게 건강은 미뤄둘 숙제가 아니라 '가장 비싼 비용'이 될 수 있습니다. 이 책이 제안하는 따뜻함, 수면, 순환, 스트레칭이라는 회복 시스템은 누구나 실천할 수 있는 가장 경제적인 길입니다. 지친 몸과 마음을 회복하고 싶은 모든 분에게 이 책을 진심으로 권합니다.

오은환

OCMD Global Pte. Ltd. (주) 오콘목달 대표

《꽃은 누구에게나 핀다》 저자

프롤로그

"한때 밤은 저에게 가장 긴 어둠이었습니다."

두 차례의 유산이 가져온 상실감, 원인을 알 수 없는 전신통증, 끝나지 않는 불면의 밤들, 그리고 예고 없이 찾아온 암 진단. 삶의 바닥에서 저는 간절히 물었습니다. "왜 이렇게 아플까? 무엇이 내 몸을 이토록 지치게 했을까?" 병원을 전전하며 답을 찾으려 했지만, 제 몸이 보내는 복잡한 신호들은 미로처럼 저를 가두었습니다.

하지만 그 절망의 가장 깊은 곳에서, 저는 아주 단순한 진실에 닿았습니다. 차가운 몸은 스스로를 지킬 힘을 잃는다는 것, 따뜻함은 생명을 깨운다는 것. 어린 시절 새벽 2시, 얼음을 깨고 김 양식을 하며 몸에 각인된 '차가움'이 모든 아픔의 근원이었음을 깨달았을 때, 저는 비로소 진정한 치유의 문을 열었습니다.

"체온이 곧 생명"이라는 이 단순하지만 강력한 진리를 실천하기 시작하자, 거짓말처럼 모든 것이 달라졌습니다. 굳게 닫혔던 잠의 문이 열리고, 지독한 통증이 잦아들며, 얼어붙었던 마음에도 온기가 돌기 시작했습니다. 이 깨달음은 저를 단순한 '환자'에서 '스스로 치유하는 사람'으로, 나아가 '타인의 치유를 돕는 사람'으로 이끌었습니다.

들꽃처럼, 잠처럼

그렇게 저의 모든 경험과 깨달음이 한데 모여 '들꽃잠'이라는 이름으로 피어났습니다. 들꽃은 이름 없이 제 자리에서 묵묵히 피어나지만, 그 어떤 온실의 꽃보다 강인한 생명력을 지닙니다. 깊은 잠은 모든 회복의 시작점입니다. 들꽃처럼 자연의 섭리에 순응하며, 깊은 잠을 통해 몸과 마음을 회복하고, 자신만의 자리에서 아름답게 피어나기를 바라는 염원이 '들꽃잠'이라는 세 글자에 오롯이 담겨 있습니다.

세계보건기구(WHO)는 건강을 "육체적 · 정신적 · 사회적으로 완전히 안녕한 상태"라고 정의합니다. 저는 20년간 수많은 분들과 함께한 회복의 현장에서 여기에 조심스럽게 한 줄을 덧붙이고 싶습니다. "몸은 자연으로, 마음은 하늘을 향할 때 비로소 진정한 회복이 완성된다"는 것입니다.

회복의 언어: 따뜻하고 단순한 진실

제가 제안하는 회복의 언어는 복잡하지 않습니다. 따뜻함, 수면,

순환, 스트레칭. 이 네 가지를 일상의 중심으로 놓을 때, 몸은 스스로의 일을 시작합니다. 여기에 마음을 보태는 방법이 있습니다. 제 안에 늘 싸우던 두 마리의 늑대—불안과 분노, 감사와 평안. 결국 이기는 것은 우리가 먹이를 주는 쪽입니다. '하얀 늑대(정상세포)에게 밥을 주는' 긍정의 철학으로, 매 순간 감사와 희망을 선택하는 마음의 훈련입니다.

들꽃잠의 모든 제품—온열매트, 팥찜질팩, 좌훈음파운동기, 순한 화장품—은 "제품은 팔기 위한 것이 아니라 회복을 위한 도구"라는 확고한 철학 아래 탄생했습니다. 20년 넘는 시간 동안 1cm의 오차도 허용하지 않고, 수백 번의 샘플을 버려가며 완성한 이 도구들은 단순한 상품이 아니라, 사랑으로 빚어낸 치유의 결정체입니다.

기적이 피어나는 현장에서

지난 20여 년간 저는 힐링센터에서 셀 수 없는 기적을 목격했습니다. 계단을 기어오르다시피 하던 분이 스스로 걸어 올라오던 날, 항암 중에도 "복근이 생겼다"며 환히 웃던 분, 5년 10년 불면의 터널을 지나 "평생 처음 개운하다"는 소식을 전해오던 새벽들. 자궁적출 대신 자연 치유를 선택해 소중한 몸을 지켜낸 여성들, 스텐트 시술 직전에서 혈관 선상을 되찾은 이들, 그리고 치매와 파킨슨으로 힘들어하시던 93세 어머니의 놀라운 회복까지.

이 모든 이야기는 우리 몸이 가진 회복력의 위대함과 진심을 담은 치유의 힘을 증명합니다. 그 기적들이 저에게 매일 제 일을 계속하게 하는 이유가 되었습니다.

당신의 회복은 이미 시작되었습니다

이 책은 제가 가장 아팠던 순간들로부터 시작된 회복의 여정이자, 그 여정 속에서 발견한 삶의 지혜를 담은 진솔한 기록입니다. 화려한 비법이나 복잡한 이론이 아닌, 검증된 습관과 실천 가능한 루틴들로 가득합니다.

혹시 지금 몸이 아프거나 마음이 힘드신 분이 계시다면, 이 책이 작은 위로와 희망이 되었으면 좋겠습니다. "아픔은 끝이 아니라, 회복의 시작입니다." 들꽃처럼 제 자리에서 피어나듯, 여러분도 지금 그 자리에서 다시 피어날 수 있습니다.

매일의 20분 찜질이 당신의 내일을 바꿉니다. 따뜻함은 온도이자 태도입니다. 이 책을 덮는 순간, 당신의 하루가 조금 더 따뜻해지길, 그 따뜻함이 당신과 당신이 사랑하는 이들에게 이어져 삶 전체가 포근해지길 바랍니다.

이제 저와 함께, 들꽃처럼 자신만의 자리에서 아름답게 피어나는 따뜻한 회복의 여정을 시작해보실까요? 당신의 회복은 이미 시작되었습니다.

차례

2장 | 7평에서 꿈꾸기 시작하다 - 창업 여정 49

2부 체온이 곧 생명

당신의 삶을 회복시켜줄 들꽃잠의 모든 것

3장 | 들꽃잠, 따뜻한 철학의 탄생 83

4장 | 매일 실천하는 치유 루틴 - 따뜻한 습관들 127

5장 | 들꽃잠 제품 이야기
사랑으로 만든 치유 도구들 179

6장 | 기적이 피어나는 현장 - 고객들의 감동 스토리 209

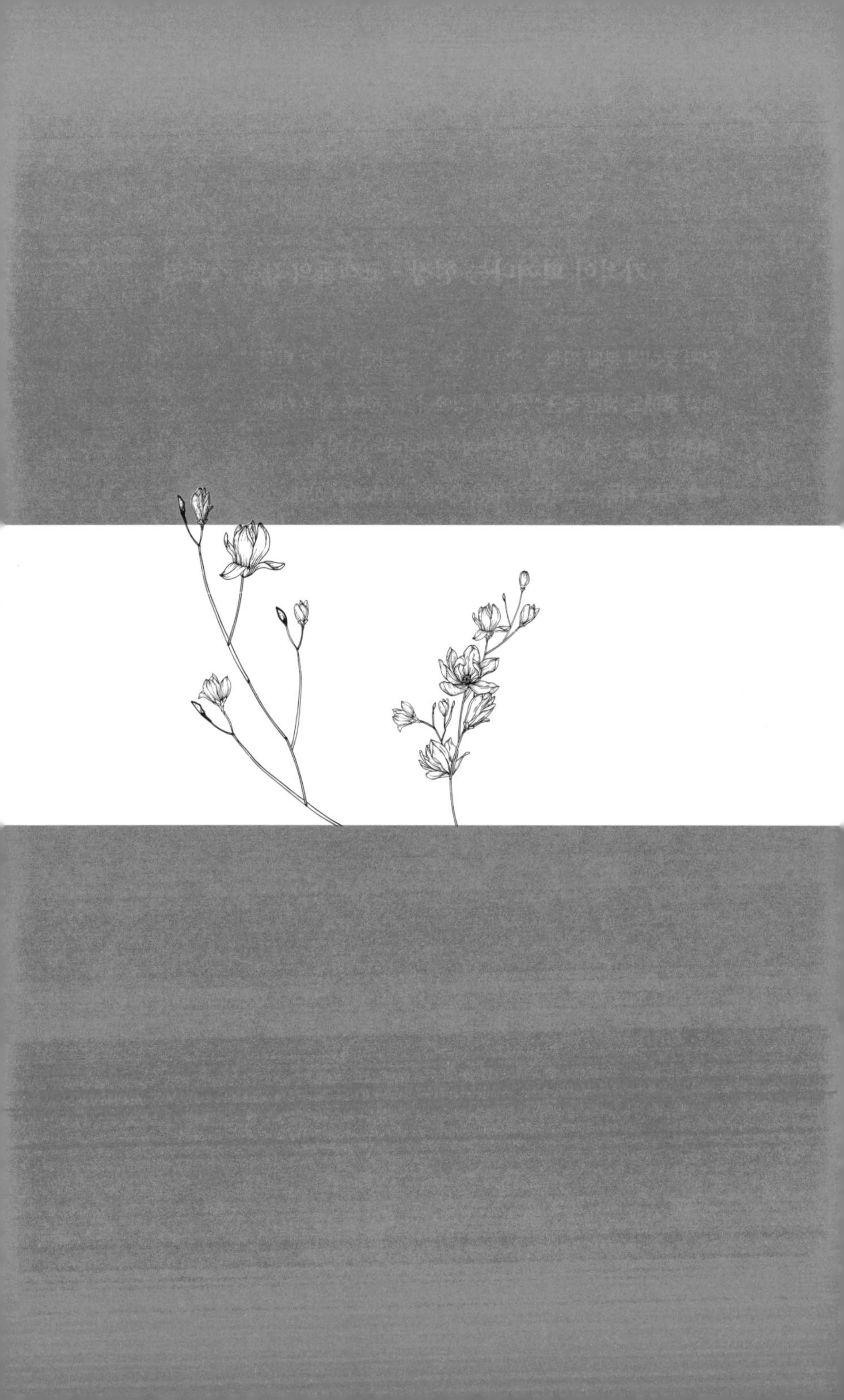

1부

아픔에서 자라난 꿈

들꽃잠의 기원

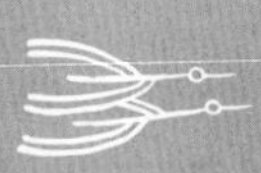

아픔에서 시작된 여정이
'체온이 곧 생명'이라는
강력한 진리를 깨달음

1장

아픔에서 시작된 여정

나의 뿌리와 시작

시골에서 배운 삶의 지혜

부지런한 부모님과 농사·바닷일 경험이 사업 기반이 된 이야기

"눈은 게을러도 손은 부지런해야 한다."

들꽃잠이 성공할 수 있었던 것은 바로 어머니가 늘 하시던 이 말씀이 제 삶에 든든한 기초가 되었기 때문입니다. 지금도 이 말을 떠올리면 새벽 2시, 얼음을 깨고 바다로 나가시던 부모님의 모습이 선명하게 떠오릅니다. 저는 사계절 농한기가 없는 작은 시골 마을에서 자랐습니다. 김 양식과 농사일이 끊이지 않는 곳, 부지런함이 단순한 미덕이 아니라 생존의 필수 조건이었던 곳이었습니다.

우리 집의 하루는 새벽 2~3시에 시작되었습니다. 김 양식철이 되면, 얼음이 언 바다에서 김을 걷어 올리는 일부터 해야 했거든요. 다섯 살, 정말 아기 때부터 저는 부모님의 일을 도왔습니다. 키가 작은 저를 위해 부모님은 나무 상자를 가져다 놓으셨고, 그 위에 올라서서 바다에서 채취한 김을 먹을 수 있는 김으로 가공하는 작업을 했습니다.

믿기 어려우시겠지만, 다섯 살 때부터 아궁이에 불을 지펴 밥을 하거나 고구마를 찌는 일도 했습니다. 그뿐 아니라 산에서 나무를 해오고, 빨래를 거들기도 했습니다. 고사리손이라도 간절했던 부모님은 일찍부터 가사일과 농사일을 가르치셨습니다.

그때의 추위는 정말 뼈에 사무치는 것이었습니다. 얼음물에 손을 담그고 김가공 작업을 하다 보면 손끝이 저려오고, 온몸이 얼어붙는 것 같았습니다. 지금 생각해보면 그 극심한 추위가 제 몸에 깊이 각인되어, 성인이 된 후에도 통증에 유난히 민감한 체질을 만든 것 같습니다. 지금도 김치만 썰어도 손이 시리고, 조금만 추워도 온몸이 움츠러드는 습성이 있거든요. 병원에서 검사를 해봐도 염증 수치가 특별히 높지 않은데도, 저는 남들보다 통증을 크게 느끼곤 합니다. 어린 시절 그 혹독한 추위 속에서 형성된 몸의 기억이었던 것이죠.

하지만 부모님은 그 힘든 일을 하시면서도 늘 노래를 부르셨습니다. 일이 많다고, 힘들다고 불평하지 않으시고, 오히려 흥얼거리며 일하시는 모습을 보며 저는 '일에 대한 태도'를 배웠습니다. 일은 괴로운 것이 아니라, 삶을 일궈나가는 기쁨이라는 것을요. 그래서 지금도 저는 현대 정주영 회장님처럼 매일 회사에 나오는 것이 즐겁습니다. 그 즐거움의 뿌리가 바로 어린 시절 부모님과 함께했던 그 치열한 노동의 경험에 있다고 생각합니다.

부모님께 배운 부지런함

김 양식이 끝나면 농사일이 이어졌습니다. 봄에는 모내기, 여름에는 김매기, 가을에는 추수. 정말 쉴 틈이 없었습니다. 그런 부모님을 보며 자연스럽게 '부지런함'이 몸에 배었습니다. 해가 뜨기 전에 일어나는 것, 손에 일이 없으면 뭔가 찾아서 하는 것, 오늘 할 일을 내일로 미루지 않는 것. 이런 습관들이 지금의 저를 만든 가장 중요한 기반이 되었습니다.

특히 어머니는 재래시장에서 채소도 파셨습니다. 제가 학교를 마치고 오면 어머니를 도와 시장에서 일했는데, 그때 '장사의 기본'을 배웠습니다. 손님을 속이지 않기, 성실하게 대하기, 외상은 하지 않기, 소분해서 팔아 고객이 부담 없게 하기. 어머니는 늘 말씀하셨습니다. "고객을 속이면 한 번은 속일 수 있어도, 두 번은 못 속인다. 장사는 신뢰가 전부다." 이 가르침은 지금도 들꽃잠을 운영하는 철학의 근간입니다. 20년이 넘도록 한 번도 거짓 광고를 하지 않고, 효과를 부풀리지 않으며, 고객에게 정직하게 제품을 소개하는 것. 이 모든 것이 어린 시절 재래시장에서 배운 가르침에서 나온 것입니다.

자연과 함께하는 삶

또 하나 중요한 것은 '자연과 함께하는 삶'을 배웠다는 것입니다. 계절의 변화에 따라 일이 바뀌고, 날씨에 따라 하루 일정이 달라지고, 바다와 땅의 리듬에 맞춰 살아가는 것. 이런 경험이 나중에 제가 '자연 치유'의 중요성을 깨닫는 바탕이 되었습니다. 지금도 저희 강원도 힐링펜션에서는 구절초를 키우고 있는데, 어린 시절 부모님과 함께 흙을 만지고, 씨앗을 뿌리고, 자라나는 것을 지켜보던 그 경험이 지금도 저에게는 가장 큰 치유가 됩니다.

역설적이게도, 그 시절의 고통스러운 경험들이 지금의 저를 만들었습니다. 추위 속에서 얻은 통증에 대한 민감함이 온열 치료의 중요성을 깨닫게 했고, 부지런함이 20년간 포기하지 않고 제품을 개발할 수 있는 원동력이 되었으며, 정직한 장사의 기본이 고객들의 신뢰를 얻는 바탕이 되었습니다. 그리고 자연과 함께했던 경험이 진정한 치유의 방향을 찾게 해주었습니다.

사람들은 종종 저에게 "사업을 하면서 가장 중요한 게 뭐냐?"고 묻곤 합니다. 저는 늘 망설임 없이 답합니다. "성실함이요. 그리고 부지런함이요." 화려한 기술이나 대단한 자본이 아니라, 매일을 성실하게 살아내는 힘, 작은 일에도 최선을 다하는 태도가 결국 가장 큰 경쟁력이 된다는 걸 저는 아주 어릴 적부터 배웠습니다.

"뿌리가 깊은 나무는 바람에 흔들리지 않는다"는 말이 있습니다. 제 뿌리는 그 시골 마을의 차가운 새벽, 부모님의 거친 손, 그리고 끝없는 부지런함 속에 깊이 내려져 있습니다. 그 뿌리가 있었기에 지금까지 흔들리지 않고 걸어올 수 있었고, 앞으로도 더 많은 분들에게 건강과 희망을 전할 수 있을 것이라 믿습니다. 그 시절의 흙냄새와 바닷바람, 부모님의 따뜻한 손길을 가슴에 새기며, 저는 오늘도 묵묵히, 그리고 부지런히 제 길을 걷고 있습니다.

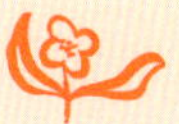

배움에 대한 열정

주경야독으로 식품영양학 전공,
1학기 첫 수석, 장학생 유지 여정

"공부는 언제든 할 수 있다. 포기만 하지 않으면."

어린 시절부터 저는 '먹는 것'과 '자연'의 신비로운 힘을 몸으로 체험하며 자랐습니다. 아플 때마다 어머니가 특별한 음식으로 몸을 돌봐주시던 기억, 계절마다 제철 음식으로 가족의 건강을 지키시던 모습들이 제 마음에 깊이 새겨져 있었습니다. 그래서 자연스럽게 '음식이 약이다'라는 믿음을 갖게 되었고, 인간의 몸은 무엇으로 구성되고, 어떤 음식이 우리를 건강하게 하는지에 대한 근원적인 질문들이 저를 식품영양학이라는 학문의 길로 이끌었습니다.

20대 중반 무렵, 저는 뒤늦게 수학능력시험에 도전했습니다. 시험 준비 과정 자체도 즐거웠지만, 수험표를 손에 쥐고 시험장인 학교 교문을 들어서던 순간이 잊히지 않습니다. 수많은 사람들 속에서, 오직 수험표를 가진 저만이 그 문을 통과할 수 있었죠.

그때 느낀 당당함과 뿌듯함은, 마치 개선장군이 귀환하는 듯한 기분이었습니다.

감사하게도 합격을 했고, 저는 그때부터 하루를 두 번 살기 시작했습니다. 낮에는 직장에서 열심히 일하고, 밤에는 야간대학 학생으로 공부하는 주경야독(晝耕夜讀)의 삶이었습니다. 강남에서 퇴근 후 명동에 있는 학교로 가서 밤 10시~11시까지 수업을 듣고, 막차를 타고 광명시에 있는 집에 돌아와서는 새벽까지 복습과 과제를 해야 했습니다. 출퇴근 시간에는 교재를 읽고, 점심시간에는 노트를 정리하고, 잠들기 전에는 그날 배운 내용을 다시 한 번 훑어보는 것이 일상이 되었습니다.

지금 생각해보면 어떻게 그 힘든 시간을 버텨냈는지 신기할 따름입니다. 하지만 그때의 저에게는 '배우고 싶다'는 간절함이 모든 피로를 이겨낼 수 있는 원동력이었습니다. 강의실에 앉아 교수님의 설명을 들을 때면, 마치 목마른 사람이 시원한 물을 마시는 것 같은 기분이었습니다. 하나하나 새로운 지식을 배워가는 과정이 너무나 즐거웠습니다.

장학금을 받을 정도로 터득한 학습하는 방법

특히 기억에 남는 것은 생화학과 영양학 실험 수업이었습니다. 이론으로만 배우던 것들을 직접 실험으로 확인하는 과정이 정말 흥미로웠습니다. 단백질의 변성 과정을 관찰하고, 비타민의 기능을 실험으로 증명하고, 미네랄의 역할을 직접 눈으로 확인하는 것. 단순히 암기하는 것이 아니라, 왜 그런지를 이해하려고 노력했습니다. 예를 들어 비타민C의 기능을 배울 때도, '항산화 작용을 한다'고 외우는 것이 아니라, 왜 항산화가 중요한지, 우리 몸에서 어떤 과정을 거쳐 작용하는지까지 연결해서 이해하려고 했습니다.

첫 학기 중간고사를 앞두고는 정말 불안했습니다. 과연 낮에 일하면서 제대로 공부할 수 있을까 하는 걱정이 컸거든요. 하지만 저는 포기하지 않고 더 치밀하게 계획을 세웠습니다. 수업이 끝나고 도서관에 남아 정리 노트를 만들고, 교수님께 끊임없이 질문을 드렸습니다. 그러면서 동기들과 스터디 그룹도 만들어 서로 도우며 공부했습니다.

그리고 드디어 첫 학기 성적이 발표되었습니다. 수석이었습니다. 성적표를 받아 든 순간, 눈물이 핑 돌았습니다. 그동안의 모든 피로와 고생이 한순간에 보상받는 기분이었습니다. 더욱 기뻤던 것은 장학금을 받게 되었다는 소식이었습니다. 경제적으로 여유롭지 않았던 저에게 그 장학금은 단순한 금전적 도움이 아니라, '네가 잘하고 있다'는 세상의 인정이자 격려처럼 느껴졌습니다.

그 후로도 졸업할 때까지 장학생 자격을 유지했습니다. 한 번도 놓치지 않았습니다. 학년이 올라갈수록 임상영양학이나 단체급식관리 같은 과목들이 더 어려워졌지만, 저는 그 과정에서 '학습하는 방법'을 터득했습니다. 이런 학습 태도는 나중에 제가 건강 관련 사업을 할 때 큰 자산이 되었습니다. 고객들에게 제품을 설명할 때도 단순히 '좋다'고 말하는 것이 아니라, 왜 좋은지, 어떤 원리로 작용하는지를 과학적 근거를 바탕으로 설명할 수 있게 되었거든요.

지금도 배움을 멈추지 않는 이유

졸업하고 국가고시인 영양사 시험에 합격해 받은 영양사면허증은 저에게 특별한 의미였습니다. 단순히 자격증 하나를 더 얻었다는 것이 아니라, '나도 할 수 있다'는 자신감을 얻었다는 것이었습니다. 나이가 들어서도, 일을 하면서도, 어려운 환경에서도 목표를 향해 꾸준히 노력하면 이룰 수 있다는 것을 몸소 경험했습니다.

식품영양학을 전공하며 얻은 지식은 훗날 제가 '들꽃잠'이라는 브랜드를 만들고, 건강 사업에 뛰어드는 데 있어 든든한 지식의 기반이 되었습니다. 단순히 민간요법이나 경험에 의존하는 것이 아니라, 인체에 대한 과학적인 이해와 영양학적 지식을 바탕으로 제품을 개발하고 고객들을 상담할 수 있게 된 것입니다.

지금도 저는 배움을 멈추지 않습니다. 심리상담사, 피부관리사 등 다양한 자격증을 취득한 것도 모두 '더 잘 도울 수 있는 사람이 되고 싶다'는 배움에 대한 열정 때문입니다. 그 시절의 주경야독은 제게 두 가지를 가르쳐주었습니다. 첫째는 '시간은 만드는 것'이라는 것이고, 둘째는 '배움에는 나이가 없다'는 것입니다.

지금 이 책을 읽고 계신 분들 중에도 새로운 것을 배우고 싶지만 여건이 어려워 망설이고 계신 분들이 있을 것입니다. 저는 그분들께 말씀드리고 싶습니다.

"늦은 때란 없습니다. 시작하는 순간이 가장 빠른 때입니다."

여러분만의 방식으로, 여러분만의 속도로 배움의 여정을 시작해 보세요. 그 과정에서 얻게 될 지식과 자신감은 분명히 여러분의 삶을 더욱 풍요롭게 만들어줄 것입니다.

인생의 시련들

두 차례 유산, 전신통증, 우울증, 불면증, 암 투병 경험

"아픔은 나를 무너뜨리는 것이 아니라, 나를 다시 세우는 힘이었습니다."

삶이란 참 예측할 수 없는 길이라는 생각을 자주 합니다. 아무리 성실하게 살고, 열심히 배우며 최선을 다해도, 인생은 때로 우리가 감당하기 어려운 시련을 예고 없이 안겨줍니다. 결혼 후 제가 꿈꾸던 평범한 행복-건강한 아이를 낳아 기르고, 사랑하는 사람과 함께 건강하게 살아가는 것- 그런 소박한 꿈들이 하나둘씩 현실의 높은 벽에 부딪히기 시작했습니다.

• **첫 번째 시련 – 첫 유산 :** 첫 임신에서 저는 의학적으로 포상기태라는 진단을 받았습니다. 태아 조직이 포도송이처럼 변이를 일으키는, 암의 전 단계라는 설명을 들었을 때 온 세상이 무너지는 것 같았습니다. 수술을 받았지만, 이후에도 통증과 하혈이 계속됐고, 결국 소파수술이 제대로 되지 않았다는 사실을 알게 되어 재수술을 해야 했습니다.

• **두 번째 시련 – 두 번째 유산 :** 두 번째 임신에서는 하혈이 심해져 중환자실에 입원했습니다. 소변조차 침대에서 처리해야 하는 비참한 상황이 이어졌고, 결국 아이는 유산되었습니다. 또다시 소파수술을 받아야 했고, 이후에는 심한 염증과 통증이 시작되었습니다.

• **세 번째 시련 – 큰아들 임신과 출산 :** 염증과 우울증, 목 · 어깨 치료를 받던 중 세 번째 임신이 되었습니다. 모든 치료를 중단해야 했고, 통증과 잦은 가진통, 그리고 아이가 정상일지에 대한 불안 속에서 하루하루를 보냈습니다. 기형아 검사에서 정상 가능성이 낮다는 말을 들었지만, 저는 양수검사를 거부하고 아이를 지키기로 마음먹었습니다. 10달을 힘겹게 버틴 끝에 큰아들은 무사히 태어났지만, 심한 면역결핍 상태로 태어나 황달과 잦은 병치레로 시작된 어린 시절을 보내야 했습니다.

• **네 번째 시련 – 둘째 :** 딸 임신과 출산네 번째 임신 때는 8주가 되도록 심장박동이 들리지 않았고, 초음파에서도 아기가 보이지 않았습니다. 하혈이 계속되어 의사들은 소파수술을 권했지만, 8주 이틀째 되는 날 많은 양의 하혈이 쏟아진 직후 기적처럼 초음파에서 아기가 살아있는 것이 확인되었습니다.

이어지는 시련으로 몸도 마음도 무너지다

그러나 그 이후에도 시련은 이어졌습니다. 임신 6개월 무렵부터 자궁이 열리고 진통이 시작되어 병원에 입원했고, 8개월이 될 때까지 앉거나 걷지 못한 채 하루 종일 누워 지냈습니다. 아이에게 충분한 산소를 공급하기 위해 왼쪽으로만 누워야 했고, 그렇게 긴 시간을 보내며 할머니 품에서 지내는 큰아들이 너무 보고 싶고, 태중의 아이 건강도 걱정돼 몸과 마음이 지칠 대로 지쳤습니다. 다행히 딸은 무사히 태어났지만, 그 시간은 제 인생에서 가장 긴 싸움 중 하나였습니다.

두 번의 유산과 반복된 소파수술로 인해 제 몸은 만신창이가 되었습니다. 선천적으로 자궁이 약했던 저는 계속되는 염증과 상처로 인해 전신통증에 시달리기 시작했습니다. 지금 생각해보면 어린 시절 얼음물에서 김 양식을 도우며 추위에 노출되었던 경험이 제 몸을 통증에 매우 민감하게 만들어 놓았던 것 같습니다. 김치만 썰어도 손이 시리고, 조금만 추워도 온몸이 움츠러드는 체질이었는데, 스트레스와 상처가 더해지니 그 민감함이 극도로 증폭되었습니다.

목을 돌리기 어려울 정도로 어깨와 목이 돌덩이처럼 굳어버렸습니다. 30살 젊은 나이에 목을 제대로 움직일 수 없어 병원에 입원해서 양쪽 어깨에 주사를 맞아야 했습니다. 긴장하고 스트레스를 받으면 온몸이 경직되고, 근육이 뭉쳐버리는 것이 반복되었습니다. 병원에서 검사를 해봐도 염증 수치가 특별히 높지 않은데, 저는 극심한 통증을 느꼈습니다. 의사들도 정확한 원인을 찾지 못했고, 저는 그저 '예민한 사람' 정도로 치부되곤 했습니다.

몸이 아프니 마음도 무너져갔습니다. 깊은 우울증이 찾아왔습니다. 하루 종일 기운이 없고, 무엇을 해도 재미가 없었습니다. 특히 밤이 되면 더욱 심해졌습니다. 불면증까지 겹치면서 잠들기 어려워졌고, 겨우 잠이 들어도 자주 깨어났습니다. 잠을 제대로 자지 못하니 낮에는 더욱 피곤하고, 통증도 더 심하게 느껴졌습니다. 악순환의 고리에 완전히 갇힌 것 같았습니다.

주변 사람들에게는 늘 아프다고 투정하는 사람처럼 비춰질까 봐 눈치를 보기도 했습니다. 시댁 식구들에게 미안함과 민망함을 느끼며, '나는 쓸모없는 사람인가'라는 자괴감에 시달렸습니다. 병원을 다녀도 명확한 병명을 알 수 없으니, 주변에서는 "재는 늘 아프다는 말만 한다"는 시선으로 저를 바라보곤 했습니다. 저는 그때 극단적으로 '차라리 암 환자였으면 좋겠다'는 생각까지 했습니다. 병원에 자주 입원하다 보니 암 환자들은 병명이 확실하고 치료 과정도 명확하니, 오히려 저보다 낫다고 생각할 정도였습니다.

암 진단 후 깨닫게 된 자연치유의 원리

그리고 마침내 제게도 암 진단이 내려졌습니다. 자궁 쪽에 문제가 생긴 것이었는데, 그동안의 유산과 염증이 누적되어 나타난 결과였습니다. 초기 암이었지만, 그 순간의 충격은 이루 말할 수 없었습니다. 더욱 절망적이었던 것은 그즈음 암 보험을 해약해버린 상태였다는 것입니다. 사업을 시작하면서 경제적으로 어려워 보험료가 부담스러워 해약했는데, 불과 몇 달 후에 암 진단을 받게 된 것입니다. 몸도 아프고, 마음도 아프고, 경제적으로도 막막한 상황이었습니다.

하지만 이상하게도 암 진단을 받고 나서 오히려 마음이 조금 정리되기 시작했습니다. '이제 정말 살기 위해 무엇이든 해야겠다'는 절박함이 생겼거든요. 그때부터 저는 정말 미친 듯이 공부하기 시작했습니다. 제 몸에 대해서, 건강에 대해서, 자연치유에 대해서 말입니다.

그 과정에서 저는 모든 병의 근원에 '차가운 몸'이 있다는 것을 깨달았습니다. '체온이 곧 생명'이라는 단순하지만 강력한 진리였습니다. 제가 어린 시절부터 추위에 노출되어 몸이 차가워졌고, 그것이 면역력 저하로 이어져 각종 질병의 원인이 되었던 것입니다. 스트레스를 받으면 몸이 더욱 차가워지고, 차가운 몸은 혈액순환을 방해해 통증을 유발하고, 숙면을 방해하고, 결국 모든 악순환의 시작점이 되었던 것입니다.

이 깨달음은 제 인생의 완전한 전환점이 되었습니다. 몸을 따뜻하게 데우는 것만으로도 놀라운 변화가 시작되었습니다. 잠이 깊어지고, 통증이 현저히 줄어들고, 마음도 조금씩 편안해지기 시작했습니다. "100일이면 피가 바뀐다"는 자연치유의 원리를 믿고 꾸준히 실천했습니다.

아픔을 통해 회복이 시작되다

지금 돌아보면 저를 괴롭히던 지독한 통증과 경련은 과거의 10분의 1도 느껴지지 않습니다. 비행기를 타고 밤늦게 돌아와 3시간밖에 자지 못해도, 다음 날 아침 일찍 일어나 집중해서 일할 수 있는 체력을 갖게 된 것도 모두 몸을 따뜻하게 돌보는 습관 덕분입니다.

제가 겪은 모든 시련들은 저를 무너뜨리지 않았습니다. 오히려 저를 더 단단하게 만들고, 타인의 아픔에 진정으로 공감하며, 그들의 회복을 돕는 길로 이끌었습니다. 아프지 않았다면 건강의 소중함을 몰랐을 것이고, 절망하지 않았다면 희망의 값어치를 몰랐을 것입니다. 그리고 무엇보다 제가 직접 겪은 아픔이 있었기에, 지금 고객분들의 아픔을 진정으로 이해하고 공감할 수 있게 되었습니다.

길고 혹독했던 시련의 시간은 저에게는 고통으로 점철된 과거가 아니라, 제 삶의 방향을 전환하고 '들꽃잠'이라는 사명을 발견하게 해준 소중한 경험이 되었습니다. 아픔은 끝이 아니라, 회복의 시작이었습니다. 그리고 그 깨달음은 지금도 많은 분들에게 희망과 치유를 전하는 원동력이 되고 있습니다.

노점상 어머니에게 배운 장사의 기본

속이지 않고, 성실하게, 소분 판매의 지혜

"장사는 신뢰가 전부다. 고객을 속이면
한 번은 속일 수 있어도, 두 번은 못 속인다."

학교를 마치고 집에 돌아오면, 저는 자연스럽게 어머니를 따라 재래시장으로 향했습니다. 낡은 돗자리 위에 그날 새벽시장에서 사온 싱싱한 채소들을 정갈하게 놓아두신 어머니의 작은 좌판. 그곳이 저에게는 가장 소중한 경영 교실이었습니다. 지금 들꽃잠을 20년 넘게 운영하면서 지켜온 모든 원칙들의 뿌리가 바로 그 재래시장 좌판에 있었습니다.

시장은 늘 활기 넘쳤지만, 동시에 치열한 생존 경쟁의 현장이기도 했습니다. 옆 상인들은 더 큰 목소리로 손님을 부르고, 좋은 것은 위에 놓고 상한 것은 아래 숨기는 일이 흔했습니다. 하지만 어머니는 절대 그러지 않으셨습니다. 조금이라도 상한 부분이 있으면 미리 떼어내시고, 그런 물건은 팔기보다는 덤으로 주시거나 "이 부분은 조금 상했으니 싸게 드릴게요."라고 솔직하게 말씀하셨습니다. 무게를 달 때도 늘 조금씩 더 넉넉하게 담아주셨죠.

처음에는 그런 어머니가 답답하기도 했습니다. 다른 상인들처럼 하면 더 많이 팔 수 있을 텐데, 왜 굳이 손해를 보면서까지 정직하게 하시는지 이해가 되지 않았거든요. 하지만 시간이 지나면서 어머니의 지혜를 깨닫게 되었습니다. 어머니의 좌판에는 단골 고객들이 유독 많았습니다. "아줌마, 오늘은 뭐가 좋아요?" "이거 어떻게 요리하면 맛있어요?" 하며 멀리서도 어머니를 찾아오는 분들이 끊이지 않았습니다. 어머니는 단기적인 이익보다 '신뢰'라는 무형의 자산을 쌓고 계셨던 것입니다.

어머니의 두 번째 원칙은 '성실함'이었습니다. 비가 와도, 눈이 와도, 몸이 조금 불편하셔도 늘 약속된 시간에 시장에 나가 자리를 지키셨습니다. "고객들이 나를 기다린다"는 책임감 때문이었습니다. 그리고 항상 같은 시간에, 같은 자리에서, 같은 품질의 채소를 준비해 놓으셨습니다. 저는 어머니를 보며 '성실함은 재능을 이긴다'는 말을 실감했습니다. 뛰어난 말솜씨나 화려한 기술이 없어도, 매일매일 묵묵히 제 자리를 지키는 성실함이 얼마나 강력한 힘을 발휘하는지 알게 되었습니다.

어머니의 장사 비법인 소분 판매

가장 인상 깊었던 것은 어머니의 '소분 판매' 방식이었습니다. 혼자 사는 할머니가 오시면 "할머니, 이거 한 포기는 너무 크시죠? 반 포기만 드릴게요"라고 하시며 정성스럽게 반으로 나누어 포장해드렸습니다. 신혼부부가 오면 "둘이 먹기에는 이 정도면 충분해요"라며 적당한 양을 맞춰주셨죠. 어머니는 말씀하셨습니다. "고객이 필요한 만큼만 사가야 음식이 남지 않고, 남지 않아야 또 사러 온다. 그리고 무엇보다 고객이 부담 없이 살 수 있어야 한다."

어머니의 이런 소분 판매 철학은 저도 모르게 배워갔나 봅니다. 나중에 어머니에게 들은 이야기인데, 좌판을 저에게 맡겨두고 물건을 사러 갔다 오셨는데 제가 고추 한 무더기(5,000원)를 3,000원, 2,000원씩 나누어 팔았더랍니다.

이 철학은 지금 들꽃잠 제품 개발의 핵심이 되었습니다. 팥찜질팩을 만들 때도 처음에는 큰 사이즈 하나만 만들까 생각했지만, 어머니의 가르침을 떠올리며 인체 부위별로 다양한 사이즈와 형태를 개발했습니다. 눈찜질팩, 배찜질팩, 어깨찜질팩, 발찜질팩 등 50종이 넘는 다양한 제품 라인업을 갖추게 된 것도 어머니에게 배운 '소분 판매'의 지혜 덕분입니다. 고객들은 자신의 필요에 딱 맞는 제품을 부담 없이 선택할 수 있게 되었습니다.

어머니의 마지막 원칙은 '도매 거래에서도 외상을 하지 않는 것'이었습니다. 시장에선 서로 잘 아는 사이여도, 물건을 가져올 땐 꼭 현금을 지불하셨죠. "외상은 서로 부담만 남긴다"는 생각 때문이었습니다. 필요하면 조금 적게 사더라도, 그 자리에서 값을 치르고 나와야 마음이 편하다고 하셨습니다. 그 원칙은 지금도 제 사업 운영에 그대로 이어지고 있습니다.

들꽃잠의 뿌리가 된 어머니의 장사 지혜

2001년 침구 혼수 매장을 시작했을 때, 저는 30살의 새댁으로 경험도 부족했습니다. 하지만 어머니에게 배운 기본에 충실했습니다. 고객 한 분 한 분의 상황을 살피고, 필요한 만큼만 권하며, 거래는 언제나 깔끔하게 마무리하는 것.

이렇게 어머니의 장사 철학은 제 안에 깊이 새겨져, 지금도 제 모든 선택과 결정의 기준이 되고 있습니다. 지금도 어려운 결정을 내려야 할 때면 저는 어머니께 여쭙고 기도 부탁을 합니다. "엄마, 이럴 때는 어떻게 해야 할까요?" 그러면 어머니는 언제나 같은 답을 주십니다. "네 양심에 떳떳하게 하면 돼. 고객을 속이지 말고, 성실하게 해. 그러면 하늘이 돕는다."

화려한 마케팅 기법이나 복잡한 경영 이론보다, 정직함과 성실함, 그리고 고객을 진심으로 생각하는 마음이야말로 진정한 경쟁력이라는 것을 어머니는 몸소 가르쳐주셨습니다. 재래시장 좌판에서 시작된 작은 지혜들이 지금은 많은 분들의 건강과 행복을 돕는 큰 힘이 되었다는 것, 그것이야말로 어머니가 주신 가장 소중한 선물입니다.

그 단순하고 명쾌한 가르침이 오늘도 저를 올바른 길로 인도하고 있습니다. 어머니에게 배운 장사의 기본이 들꽃잠의 가장 단단한 뿌리가 되어, 앞으로도 많은 분들에게 따뜻한 치유와 희망을 전하는 데 기여할 것입니다.

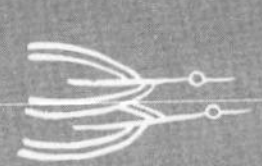

7평에서 시작된 꿈이
건강한 삶과 따뜻한 치유를
전하는 브랜드로 성장

2장

7평에서 꿈꾸기 시작하다

창업여정

작은 시작, 큰 꿈

2001년 침구 혼수매장에서 시작한 창업 이야기

"더 이상 피해자로만 남고 싶지 않았습니다."

2001년 5월 3일, 제 인생에서 가장 중요한 전환점이 된 날입니다. 두 번의 유산과 끊임없는 전신통증, 우울증과 불면증으로 지쳐있던 30살의 새댁이 작은 용기 하나로 상가 2층 7평짜리 공간에 침구 혼수매장의 문을 열었습니다. 그때만 해도 제가 훗날 '들꽃잠'이라는 브랜드를 만들고, 수많은 분들의 건강 회복을 돕게 될 거라고는 꿈에도 생각하지 못했습니다.

창업을 결심하게 된 것은 시댁의 영향이 컸습니다. 시어머니와 시누이가 2대째 한복집을 운영하고 계셨는데, 정성스럽게 한 땀 한 땀 바느질하여 완성되는 한복의 아름다움을 보며 '손으로 만드는 것의 가치'를 깨달았습니다. 시누이가 조심스럽게 권했습니다. "네 안에 장사의 끼가 있는 것 같다. 한복과 이불 혼수는 늘 함께 가니까, 시너지가 날 거야." 그 말에 제 마음속 어딘가에 잠들어 있던 '루이비통 같은 브랜드를 만들고 싶다'는 꿈이 꿈틀거리기 시작했습니다.

전략적으로 접근한 첫 장사의 시작

자금은 넉넉하지 않았습니다. 그래서 저는 전략적으로 접근했습니다. 그 상가에는 5개의 이불집이 있었는데, 저는 그중에서도 가장 장사가 안 되는 자리를 선택했습니다. 임대료가 저렴했고, '가장 안 되는 곳을 최고로 만들면 더 큰 성취감을 느낄 수 있을 것'이라는 오기도 있었습니다. 대신 제가 할 수 있는 모든 것을 쏟아부었습니다. 깨끗하고 밝은 조명으로 매장을 꾸미고, 제품들을 정갈하게 진열했습니다. 그 결과 저희 매장이 가장 눈에 띄게 되었고, 불과 몇 달 만에 5개 업체 중 매출 2위를 달성할 수 있었습니다.

제 나이가 오히려 걸림돌이 되기도 했습니다. 침구 혼수는 신뢰가 생명인데, 30살 새댁은 너무 어려 보였거든요. 다른 사장님들은 대부분 40대 후반에서 50대 사장님들이었습니다. 그래서 저는 신뢰감을 주기 위해 일부러 머리를 올리고 다녔습니다. 최소한 30대 후반은 되어 보이려고 애썼죠. 지금 생각하면 애처롭기도 하지만, 그 간절함이 있었기에 고객들의 마음을 얻을 수 있었던 것 같습니다.

저만의 차별화 전략은 고객 관리였습니다. 어머니에게 배운 장사의 기본을 현대식으로 응용한 것이죠. 직접 디자인한 멤버십 카드를 만들어 고객 정보를 체계적으로 관리했습니다. 이름, 생년월일, 주소는 물론 구매한 제품까지 상세히 기록했습니다. 구매할 때마다 3% 포인트를 적립해드리고, 생일이나 명절에는 직접 메시지를 보내 안부를 전했습니다. 2000년대 초만 해도 이런 체계적인 고객 관리를 하는 작은 매장은 흔하지 않았습니다. 고객 한 분 한 분에게 진심을 담아 다가가며 '나만의 고객'을 만들려고 노력했습니다.

실패가 나를 진짜 전문가로 만들어주다

하지만 모든 일이 순탄하지만은 않았습니다. 10여 년 경력의 직원을 채용했는데, 그것이 오히려 독이 되었습니다. 제가 이불 소재나 원단에 대해 잘 모른다는 점을 이용해, 고객들에게 제품을 속여 팔고 중간에서 차액을 챙기는 일이 벌어졌습니다. 저는 아무것도 모르는 풋내기 사장으로 무시당했고, 그분의 잘못된 행동들이 모두 제 책임이 되었습니다. 그때의 배신감과 절망감은 이루 말할 수 없었습니다.

하지만 그 실패가 저를 진짜 전문가로 만들어주었습니다. '다시는 속지 않겠다'는 결심으로 직접 도매시장을 뛰어다니기 시작했습니다. 새벽 일찍 동대문 시장으로, 을지로 원단상가로, 각종 제조업체로 발품을 팔며 원단의 종류와 특성, 품질을 구별하는 방법, 적정 가격대를 하나하나 익혀나갔습니다. 처음에는 어려웠지만, 시장을 자주 나가다 보니 금방 눈이 트이더군요. 좋은 제품을 먼저 발견하고, 합리적인 가격에 들여올 수 있게 되었습니다.

이 경험들이 모두 소중한 자산이 되었습니다. 고객 관리의 중요성, 제품에 대한 전문성, 차별화의 필요성, 그리고 무엇보다 '신뢰'라는 것이 얼마나 소중한 자산인지를 몸소 체험했습니다. 실패를 통해 배운 것들이 오히려 더 값진 교훈이 되었습니다. '내가 직접 알아야 한다'는 것, '실패는 끝이 아니라 더 큰 성장을 위한 발판'이라는 것을 깨달았습니다.

크기는 중요하지 않고 진심이 중요하다

침구 혼수매장을 운영하며 자연스럽게 온열 제품에 대한 관심이 커졌습니다. 저 역시 몸이 차고 통증에 예민한 체질이었기에, 작은 온기 하나에도 삶이 얼마나 달라지는지 누구보다 잘 알았습니다. '내가 겪은 아픔을 누군가와 나누고 싶다'는 마음, '내가 만든 온기로 누군가의 삶을 따뜻하게 해주고 싶다'는 소망이 점점 커져갔습니다.

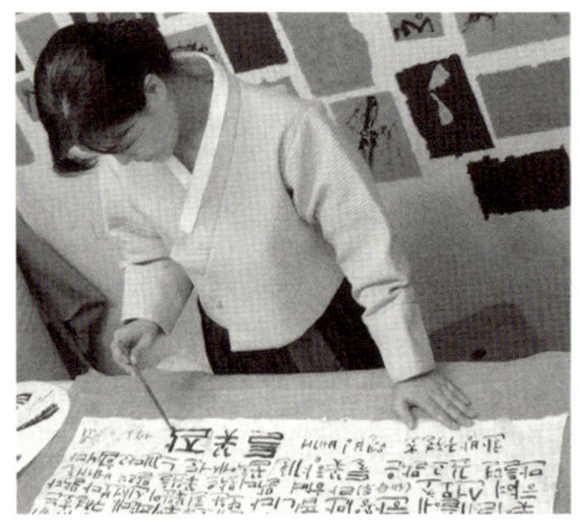

들꽃잠의 기반이 된 혼수매장 경험

7평짜리 작은 공간에서 시작된 꿈이 지금은 전국 곳곳의 샵인샵과 온라인을 통해 많은 분들에게 건강과 행복을 전하는 브랜드로 성장했습니다. '루이비통 같은 브랜드'라는 꿈은 여전히 진행형입니다. 단순히 명품의 화려함을 추구하는 것이 아니라, 사람들의 삶을 진정으로 풍요롭게 만드는 '진짜 명품'을 만들어가고 있습니다.

그 작은 시작에서 배운 가장 소중한 교훈은 '크기는 중요하지 않다, 진심이 중요하다'는 것입니다. 7평이라는 작은 공간이었지만, 그곳에서 고객 한 분 한 분과 나눈 진심 어린 대화들, 밤늦게 제품을 연구하며 품었던 간절한 마음들이 지금의 들꽃잠을 만든 가장 단단한 뿌리가 되었습니다. 앞으로도 그 초심을 잃지 않고, 더 많은 분들에게 건강한 삶과 따뜻한 치유를 전하는 브랜드로 성장해나가겠습니다.

시댁 한복집에서 얻은 영감

한스타일 특허 개발 과정

"가장 한국적인 것이 가장 아름다운 것이었습니다."

결혼 후 처음 시댁의 한복집에 발을 들여놓았을 때의 감동을 지금도 잊을 수 없습니다. 시어머니와 시누이가 2대째 운영하시던 그곳은 단순한 옷가게가 아니었습니다. 한복을 재단하고, 한 땀 한 땀 바느질하며, 금박으로 문양을 찍고, 한복에 직접 난을 치기도 하는 진정한 장인의 공간이었습니다. 저는 한복을 만드는 섬세한 작업들을 보며 '만드는 것의 진정한 가치'가 무엇인지 깨달았습니다.

그 한복들은 기성품과는 차원이 달랐습니다. 한국 여성의 아름다움을 극대화하는 우아한 실루엣, 자연에서 따온 은은하고 깊은 색감, 그리고 무엇보다 한복 특유의 곡선미와 조화로운 비례감이 주는 감동이 있었습니다. 저는 그런 아름다움에 매료되었고, 자연스럽게 '우리 것'에 대한 자부심과 애정이 깊어졌습니다. 젊은 시절에는 생활한복을 즐겨 입고, 천연염색 옷을 찾아 입을 정도로 한국적인 것에 빠져 있었습니다.

한스타일을 개발하다

침구 혼수매장을 운영하며 제품 개발에 관심을 갖게 되었을 때, 저는 자연스럽게 생각했습니다.

'우리 몸을 회복시키는 제품을, 세계인도 사랑할 만큼 아름답고 정성스럽게 만들자.'

그리고 그 아름다움의 원천을 우리 고유의 전통에서 찾고 싶었습니다. 이것이 바로 '한스타일' 개발의 시작이었습니다.

가장 먼저 떠오른 것은 한글이었습니다. 세종대왕의 애민정신이 담긴 한글 자모 하나하나가 가진 독특한 조형미에 매료되었습니다. 사람들이 훈민정음이나 전통 문양을 고리타분하게 여길 수도 있지만, 한글 자모를 씨앗처럼 형상화하여 현대적 감각으로 재해석하면 완전히 새로운 느낌이 될 것이라고 확신했습니다. '하늘, 땅, 바다'를 상징하는 색삼 위에 '지혜의 씨앗'들을 차곡차곡 심듯이 배치하는 패턴을 구상했습니다. 단순한 장식이 아니라, 희망을 심고 지혜를 쌓아가는 삶의 철학을 담은 디자인이 되기를 바랐습니다.

이 과정에서 소중한 인연을 만났습니다. 간판 때문에 우연히 찾아간 곳에서 만난 몸우 조셉킴 선생님이셨습니다. 시서화각이 모두 가능한 천재적인 작가이셨는데, 제가 원하는 감성과 메시지를 한글 캘리그라피와 그림으로 완벽하게 구현해주셨습니다. '행복', '사랑해', '넌 천재야', '너무 예뻐서 죄송합니다' 같은 따뜻한 메시지들을 그분만의 거친 듯하면서도 깊은 맛이 있는 작품으로 만들어주셨습니다. 나중에 그분의 1호 사이즈 작품이 1억에 팔릴 정도로 실력 있는 분이셨는데, 초창기에는 정말 어려운 형편에서도 저희와 함께해 주셨습니다.

제품의 완성도는 절대 타협하지 않는다

하지만 이 아이디어를 현실로 만드는 과정은 상상 이상으로 어려웠습니다. 종이에 그림을 그리는 것과 패브릭에 정확히 인쇄하는 것은 완전히 다른 차원의 문제였습니다. 특히 온열매트의 머릿단에 적용할 때는 라운딩 처리된 곡선과 정확한 가로세로 사이즈가 완벽하게 맞아떨어져야 했는데, 1cm의 오차도 허용할 수 없었습니다. 2~3cm라도 어긋나면 패턴 전체의 느낌이 망가져 버렸거든요.

가장 힘들었던 것은 인쇄 과정이었습니다. 가죽에 열처리를 하는 과정에서 날씨가 춥거나 더울 때, 그리고 열처리 온도에 따라 미묘한 사이즈 변화가 생겼습니다. 인쇄업체에서는 "이 정도 오차는 정상"이라고 했지만, 저에게는 받아들일 수 없는 불량품이었습니다. 수백만 원어치 원단을 버려야 하는 일이 비일비재했습니다. 인쇄비까지 포함하면 정말 큰 손실이었지만, 제품의 완성도를 위해서는 타협할 수 없었습니다.

저는 일러스트나 포토샵을 할 줄 몰랐기 때문에, 모든 작업을 손으로 그리고 설명해야 했습니다. 디자이너에게 "여기 색깔을 이렇게 바꿔보세요", "이 패턴을 조금 더 이쪽으로 옮겨보세요"라며 그림을 그려가며 설명하고, 캡처한 이미지를 잘라서 붙이며 이상적인 배치를 찾아가는 과정을 수백 번씩 반복했습니다. 하나의 패턴이 완성되기까지 보통 몇 달이 걸렸습니다.

작업자들도 힘들어했습니다. 일반적인 패턴이라면 대충 맞춰도 되지만, 한스타일 패턴은 가로세로가 정확히 맞아야 했거든요. "왜 이렇게 까다롭게 하느냐"며 짜증을 내는 작업자들을 달래가며 완성도를 추구해야 했습니다. 하지만 저는 확신했습니다. 작은 업체이고 자금이 넉넉하지 않은 상황에서도, 제품의 완성도만큼은 절대 타협하지 않아야 한다고요. 기능이 좋아야 하고, 디자인도 예뻐야 경쟁력이 있다고 믿었습니다.

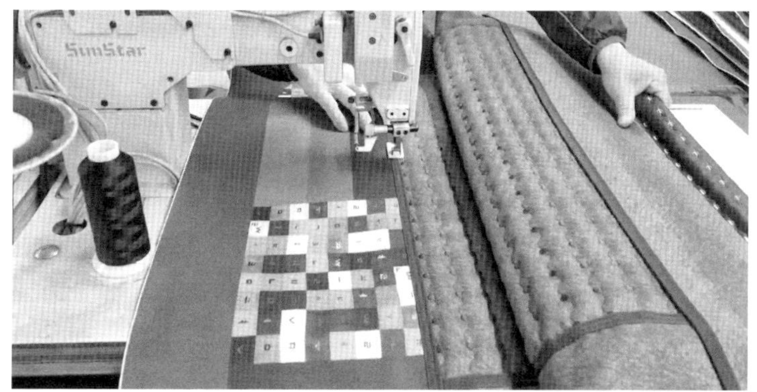

하늘 땅 바다 패턴과 지혜의 씨앗 패턴의 한스타일

그 노력의 결과는 놀라웠습니다. 완성된 한스타일 패턴을 본 사람들은 모두 감탄했습니다. "의료기 같지 않다", "정말 예쁘다", "들꽃잠이 제일 예쁘다"라는 칭찬을 들었습니다. 제조업체 관계자들도 "수십 년간 의료기를 봐왔는데 이렇게 예쁜 건 처음"이라고 말해주었습니다. 현재는 '하늘 땅 바다' 패턴과 '지혜의 씨앗' 패턴, 두 가지에 대해 디자인 특허를 등록했습니다.

이 패턴들은 다양한 응용이 가능합니다. 봄 · 여름 · 가을 · 겨울 계절감에 맞춰 색감을 조정하거나, 그레이 계열, 브라운 계열, 그린 계열 등으로 변화를 줄 수 있습니다. 루이비통보다 훨씬 아름다운 패턴을 만들 수 있다는 자신감도 생겼습니다. 처음에는 스카프, 가방, 파우치 등 다양한 제품에 적용했지만, 지금은 들꽃잠 온열매트의 시그니처 디자인이 되었습니다.

앞으로의 꿈도 있습니다. 자리가 잡히면 이 패턴들을 의류에도 응용해보고 싶습니다. 닥스나 루이비통처럼 전체적으로 사용하는 것이 아니라, 깃이나 포인트 부분에 적용하여 한국적 아름다움을 세련되게 표현하는 것이 목표입니다.

들꽃잠의 정체성이 된 한복집에서의 경험

시댁 한복집에서 시작된 작은 영감이 지금은 들꽃잠의 대표적인 정체성이 되었습니다. 전통과 현대의 조화, 기능과 미의 결합이라는 가치를 실현한 것입니다. 개발 과정은 힘들었지만, 그 결과물을 보며 느끼는 뿌듯함과 자부심은 그 어떤 것과도 바꿀 수 없는 소중한 자산이 되었습니다. 우리의 것이 가장 아름답다는 것을, 전통이야말로 가장 현대적일 수 있다는 것을 한스타일을 통해 증명할 수 있었습니다.

"전통은 끝이 아니라, 새로운 시작입니다." 시댁 한복집에서 배운 장인정신과 우리 문화에 대한 자부심이 지금도 저를 이끌어가는 가장 큰 힘입니다. 앞으로도 이 한스타일이 더 많은 분들에게 한국의 아름다움과 따뜻한 치유를 동시에 전할 수 있기를 소망합니다.

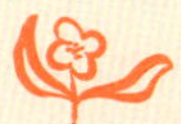

실패를 통한 성장

경력자 직원에게 속은 경험과 원단 전문가로의 자립

"가장 쓰디쓴 배신이 가장 달콤한 성장의 밑거름이 되었습니다."

30살 새댁이 7평짜리 침구 혼수매장을 연다는 것 자체가 무모한 도전이었습니다. 이불이 어떤 소재로 만들어지는지, 어떤 것이 좋은 제품인지, 적정 가격은 얼마인지 아무것도 모르는 상태였거든요. 침구 업계는 대부분 40~50대가 주류였고, 저는 그 속에서 완전한 '풋내기 사장'이었습니다. 그래서 저는 안전장치가 필요했습니다. 10여 년 경력에 백화점에서도 일했다는 베테랑 직원을 채용한 것이 바로 그 이유였습니다.

처음에는 모든 것이 순조로워 보였습니다. 그 40대 중반의 직원

언니는 고객들에게 능숙하게 제품을 설명했고, 저보다 훨씬 전문적인 지식을 가진 것처럼 보였습니다. 몸이 자주 아프고 아이들도 어렸던 저로서는 '역시 경험 많은 분을 모시길 잘했다'는 안도감을 느꼈습니다. 하지만 그것이 제 인생 최대의 실수가 될 줄은 몰랐습니다.

믿었던 직원의 배신으로 오히려 성장하다

서서히 이상한 일들이 벌어지기 시작했습니다. 고객이 싱글 사이즈를 요청하면 재고가 없다며 슈퍼싱글을 대신 주면서 같은 가격을 받거나, 심지어 더 비싼 가격을 부르기도 했습니다. 어떤 고객들은 예민하지 않아서 그냥 쓰기도 했지만, 나중에 "이거 제가 주문한 것과 다른데요?"라고 항의하는 경우도 생겼습니다. 더 심각한 것은 가격을 임의로 조작하여 중간에서 차액을 챙기는 일이었습니다. 30만 원짜리 제품을 50만 원이라고 속이고 20만 원의 차액을 가로채는 식이었죠.

저에 대한 태도는 더욱 모욕적이었습니다. "이런 것도 모르세요?", "이 업계는 원래 이런 거예요"라며 저를 하대했습니다. 제가 뭔가 의견을 내면 "경험이 없으시니까 그런 말씀을 하시는 거예요"라며 일축해버렸죠. 10년 넘게 현장에서 일한 언니 앞에서 저는 점점 위축되어갔고, 제 매장에서도 주눅 들어 지내게 되었습니다. 금전적인 문제도 심각했습니다. 수시로 급여를 미리 달라고 요구하고, 개인적인 경제적 어려움을 이유로 각종 지원을 요청했습니다.

결정적인 순간이 왔습니다. 한 고객이 직접 저에게 전화를 걸어 "사장님, 제가 주문한 제품과 다른 게 왔는데요?"라고 항의했습니다. 그제야 저는 그동안 벌어진 일들의 전모를 파악할 수 있었습니다. 더 자세히 조사해보니 수십 건의 유사한 사례들이 발견되었습니다. 충격과 분노, 그리고 깊은 배신감에 휩싸였습니다. 하지만 더 큰 충격은 저 자신에 대한 실망이었습니다. '내가 왜 이렇게 무능했을까?', '왜 아무것도 모르면서 사업을 시작했을까?' 자책과 절망감이 밀려왔고, 자존감은 바닥까지 떨어졌습니다.

하지만 저는 포기하지 않았습니다. 한동안 허우적거렸지만, 이대로 무너질 수는 없다는 오기가 생겼습니다. '다시는 누구에게도 속지 않겠다. 내가 직접 모든 것을 알아야겠다.'는 결심이 저를 일으켜 세웠습니다. 그 순간부터 제 '실패'는 '성장'을 위한 강력한 동기가 되었습니다. 분노 대신 '내가 알아야겠다'는 책임감으로 바꾸었고, 그것이 지금의 제품력을 만든 바탕이 되었습니다.

사장으로서 전문성을 갖추다

그때부터 저는 미친 듯이 원단 공부에 매달렸습니다. 새벽 일찍 동대문 도매시장으로, 을지로 원단상가로, 각종 제조업체로 발품을 팔기 시작했습니다. 원단의 종류와 특성, 품질을 구별하는 방법, 적정 가격대를 하나하나 익혀나갔습니다. 처음에는 시장 상인들이 초보자인 저를 쉽게 상대해주지 않았고, 전문 용어들도 생소했습니다. 하지만 '내가 알아야 한다'는 절박함 때문인지 놀랍도록 빠르게 눈이 트였습니다.

시장을 자주 나가다 보니 금방 감각이 생겼습니다. 어떤 것이 좋은 제품인지, 어떤 업체가 신뢰할 만한지를 파악할 수 있게 되었습니다. 브랜드 제품만 고집하지 않고, 공장에서 직접 제작한 품질 좋은 제품들을 발굴해서 매장에 도입했습니다. 그 결과 저희 매장에는 늘 새롭고 예쁜 제품들이 로테이션되었고, 고객들은 "여기 오면 늘 예쁜 게 많다"며 만족해하셨습니다. 경쟁업체들이 저희 신상품을 몰래 찍어가서 똑같은 걸 들여오기도 했지만, 저는 더 부지런히 움직여 또 다른 신상품을 확보했습니다.

가장 큰 변화는 자신감이었습니다. 이제는 제품에 대해 확신을 가지고 고객들에게 설명할 수 있었습니다. "이 원단은 이런 특징이 있어서 이런 분들께 좋습니다", "이 제품은 이 공장에서 직접 만든 것으로 품질이 우수합니다"라며 구체적이고 전문적인 설명이 가능해졌죠. 더 이상 누군가에게 속거나 무시당하지 않을 수 있다는 확신이 생겼습니다.

이 경험은 나중에 들꽃잠을 제조업으로 전환할 때도 큰 자산이 되었습니다. 황토 천으로 찜질팩을 만들고 싶다는 아이디어가 떠올랐을 때, 저는 이미 원단 시장과 생산 공정에 대한 깊은 이해를 가지고 있었습니다. 어떤 원단이 황토 염색에 적합한지, 어떤 공정을 거쳐야 하는지를 빠르게 파악할 수 있었죠. 그리고 재단, 봉제, 완성까지 모든 기능을 갖춘 친오빠와의 협업으로 누구도 따라 할 수 없는 독창적인 제품을 만들 수 있는 기반이 마련되었습니다.

지금 돌이켜보면 그 배신과 실패가 오히려 저에게는 최고의 선생님이었습니다. 그 아픈 경험이 없었다면 저는 평생 누군가에게 의존하며 '뭣도 모르는 사장'으로 남았을 것입니다. 실패를 통해 '내가 직접 알아야 한다'는 것, '전문성이야말로 진정한 경쟁력'이라는 것을 깨달았습니다. 그래서 이후로는 직원 한 명을 뽑을 때도 "내가 직접 알려줄 수 있을 만큼은 알아야 한다"는 원칙을 세웠고, 제품 개발에서도 항상 '최종 책임은 내게 있다'는 마음으로 임했습니다.

실패는 끝이 아니라, 새로운 시작입니다. 가장 쓰디쓴 실패가 가장 달콤한 성장의 밑거름이 되었고, 그 경험이 지금도 저를 더 성실하고 정직한 사업가로 만드는 원동력이 되고 있습니다. 어떤 어려움이 와도 두렵지 않습니다. 내가 직접, 내 두 발로, 내 손끝으로 배운 것들이 저를 언제나 다시 일어서게 해줄 것임을 믿기 때문입니다.

사업 방향의 전환

아토피 자녀와 암 경험이 가져온 건강 사업으로의 전환

"내 아픔과 아이의 고통이 만나는 지점에서, 들꽃잠의 진정한 사명이 시작되었습니다."

침구 혼수매장을 운영하며 어느 정도 안정적인 수익을 올리고 있던 2004년, 제 인생을 완전히 바꾼 두 가지 사건이 연이어 일어났습니다. 하나는 아이의 극심한 아토피, 또 하나는 저 자신의 암 진단이었습니다. 이 두 경험은 단순히 개인적인 시련에 그치지 않고, 제 사업의 방향을 '돈을 벌기 위한 장사'에서 '진정으로 사람들의 건강을 돕는 치유 사업'으로 완전히 전환시키는 결정적 계기가 되었습니다.

첫 번째 전환점 :
아이의 아토피가 가르쳐준 자연치유의 힘

큰아이의 아토피는 정말 심각했습니다. 온몸이 빨갛게 부어오르고, 밤새 긁어서 상처투성이가 되는 모습을 보는 것은 엄마로서 견디기 어려운 고통이었습니다. 잠을 제대로 자지 못해 성장에도 영향을 미쳤고, 다른 아이들과 어울리는 것도 힘들어했습니다. 병원을 전전하며 스테로이드 연고를 발랐지만 일시적인 효과만 있을 뿐, 오히려 계속 사용하다 보니 피부가 더 얇아지고 예민해지는 것 같았습니다.

절망적인 마음으로 대안을 찾기 시작했습니다. 식품영양학을 전공하며 배웠던 지식을 바탕으로, 그리고 어린 시절 부모님께 배운 자연의 지혜를 되살려 연구에 매달렸습니다. 그때 우연히 접한 것이 황토의 치료 효과였습니다. 황토를 우린 물로 목욕을 시키고, 황토로 몸에 팩을 해주기도 했습니다. 그리고 직접 황토로 염색한 천으로 속옷을 만들어 입혔습니다.

놀랍게도 조금씩 변화가 보이기 시작했습니다. 빨갛게 부어오른 피부가 진정되고, 밤에 긁는 횟수도 줄어들었습니다. 이 경험이 저를 자연치유의 세계로 완전히 이끌었습니다. 아이를 위해 림프 마사지를 배우고, 구절초의 효능에 대해 공부하며, 각종 천연 재료들의 치료 효과를 연구하기 시작했습니다. 그 과정에서 '몸이 스스로 치유할 수 있는 환경을 만들어주는 것'이 가장 중요하다는 것을 깨달았습니다.

두 번째 전환점 : 암 진단이 가져온 깨달음

그런데 더 큰 시련이 기다리고 있었습니다. 저 자신에게 암 진단이 내려진 것입니다. 그동안 두 차례의 유산과 반복된 소파수술로 인해 자궁 쪽에 계속 염증이 있었는데, 그것이 결국 암으로 발전한 것이었습니다. 초기 암이었지만, 그 순간의 충격은 이루 말할 수 없었습니다. 더욱 절망적이었던 것은 얼마 전 암 보험을 해약한 상태였다는 것입니다.

하지만 이상하게도 암 진단을 받고 나서 오히려 마음이 정리되기 시작했습니다. '이제 정말 살기 위해 무엇이든 해야겠다'는 절박함이 생겼거든요. 그때부터 저는 미친 듯이 공부하기 시작했습니다. 제 몸에 대해서, 건강에 대해서, 자연치유에 대해서 말입니다. 아이의 아토피를 치료하면서 얻은 경험과 지식이 이때 큰 도움이 되었습니다.

그 과정에서 저는 모든 병의 근원에 '차가운 몸'이 있다는 것을 깨달았습니다. '체온이 곧 생명이다'라는 것은 단순하지만 강력한 진리였습니다. 제가 어린 시절부터 추위에 노출되어 몸이 차가워졌고, 그것이 면역력 저하로 이어져 각종 질병의 원인이 되었던 것입니다. 스트레스를 받으면 몸이 더욱 차가워지고, 차가운 몸은 혈액순환을 방해해 통증을 유발하고, 숙면을 방해하고, 결국 모든 악순환의 시작점이 되었던 것입니다.

구체적인 사업 전환의 시작

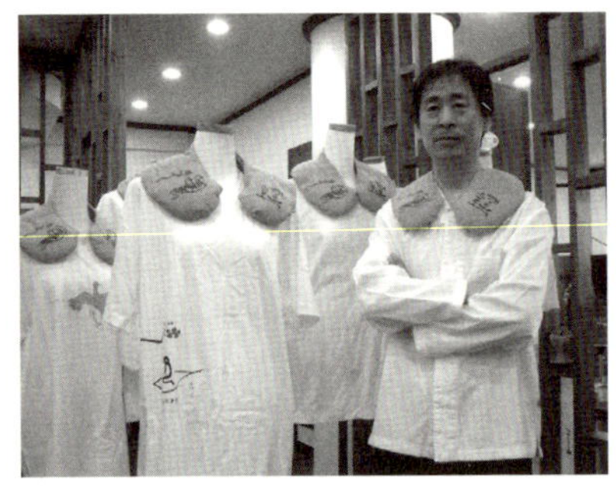
전환점이 된 친오빠의 합류

이 깨달음은 제 인생의 완전한 전환점이 되었습니다. 몸을 따뜻하게 데우는 것만으로도 놀라운 변화가 시작되었습니다. 잠이 깊어지고, 통증이 현저히 줄어들고, 마음도 조금씩 편안해지기 시작했습니다. 아이의 아토피도 몸을 따뜻하게 하는 관리를 병행하니 더욱 빠르게 좋아졌습니다. "100일이면 피가 바뀐다"는 자연치유의 원리를 믿고 꾸준히 실천했습니다.

그때부터 저는 확신했습니다. '내가 겪은 이 아픔과 깨달음을 다른 분들과 나누어야겠다'고요. 침구 매장을 운영하며 안정적인 수익을 올리는 것도 좋지만, 진정으로 사람들의 건강을 돕는 일을 하고 싶다는 열망이 커졌습니다. 제가 직접 체험한 자연치유의 효과를 제품으로 만들어 더 많은 분들께 전하고 싶었습니다.

2005년부터 본격적으로 제조업으로 전환을 시작했습니다. 가장 먼저 개발한 것이 황토천으로 만든 찜질팩이었습니다. 제가 직접 경험하고 효과를 본 온열 요법을 제품으로 구현한 것입니다. 처음에는 집에서 직접 황토 염색을 해서 하수구가 막힐 정도였습니다. 그 흙이 원래 하수로 잘 내려가지 않거든요. 무게감도 있고 해서 정말 고생했습니다.

제품 철학의 구현과 전문성 확보

친오빠의 합류도 큰 전환점이었습니다. 재단, 봉제, 완성까지 모든 기능을 갖춘 최고 기능장이신 오빠를 영입해 본격적인 제조업으로 전환했습니다. 매장 뒤쪽에 광목으로 커튼을 쳐서 제조 공간을 만들고, 앞쪽에서는 판매를 하는 형태로 시작했습니다. 그때부터 '들꽃잠'이라는 브랜드가 본격적으로 탄생한 것입니다.

제품 하나하나에 제 경험과 철학을 담았습니다. 단순히 따뜻하기만 한 제품이 아니라, 진정으로 몸의 자연치유력을 높여주는 제품을 만들고 싶었습니다. 제품은 팔기 위한 것이 아니라 '회복을 위한 도구'라는 신념으로, 하나하나 정성스럽게 만들었습니다. 그리고 무엇보다 '이 제품을 내 가족이 쓴다면?'이라는 기준으로 품질을 관리했습니다.

동시에 더 전문적인 도움을 제공하기 위해 피부관리사, 심리상담사 등 다양한 자격증을 취득했습니다. 이 모든 공부의 목적은 단 하나, '내가 사랑하는 사람을, 그리고 나처럼 아팠던 누군가를 제대로 도울 수 있는 사람이 되자'는 것이었습니다. 직접 겪은 아픔과 회복의 과정이 있었기에, 단순한 제품 개발이 아니라, 진정성 있는 상담과 케어가 가능했습니다.

15종 화장품과 통합적 건강 사업

아이의 아토피 치료를 위해 연구했던 노하우를 바탕으로 15종의 순한 온 가족 화장품도 개발했습니다. 자극이 없고, 순하며, 보습력이 뛰어난 제품들로, 아토피나 민감한 피부를 가진 분들도 안심하고 사용할 수 있는 제품들이었습니다. 이렇게 '피부 케어'와 '온열 찜질'이 함께 가는 방향으로 사업을 전개했습니다.

고객들의 반응은 놀라웠습니다. 아토피로 고생하던 아이들이 좋아지고, 불면증에 시달리던 분들이 깊은 잠을 자고, 만성 통증으로 힘들어하던 분들이 편안해지는 모습을 보며, 저는 '내가 제대로 된 길을 가고 있다'는 확신을 얻었습니다. 제가 겪은 아픔이 헛되지 않았다는 것, 그 아픔을 통해 얻은 깨달음이 다른 분들에게도 도움이 될 수 있다는 것을 실감했습니다.

지금 돌이켜보면 아이의 아토피와 제 암 진단은 저에게 가장 소중한 선물이었습니다. 그 경험이 없었다면 저는 평생 단순한 장사꾼으로 남았을 것입니다. 하지만 그 아픔을 통해 진정한 치유가 무엇인지, 건강의 소중함이 무엇인지를 깨달았고, 그것을 바탕으로 많은 분들의 건강과 행복을 돕는 일을 할 수 있게 되었습니다.

아픔은 끝이 아니라, 새로운 시작이었습니다. 내 몸과 아이들의 아픔이 만나는 지점에서 들꽃잠의 진정한 사명이 시작되었고, 그 시작이 지금의 들꽃잠을 만들었으며, 앞으로도 더 많은 분들에게 따뜻한 치유와 희망을 전하는 원동력이 되고 싶습니다. 제 아픔이 누군가의 치유가 될 수 있다면, 그것이야말로 가장 의미 있는 일이라고 믿습니다.

다양한 도전

공무원에서 조리사, 영양사,
피부관리사, 심리상담사까지

"배움에는 끝이 없다. 내가 사랑하는 사람을 제대로 도울 수 있는 사람이 되기 위해서라면."

제 인생을 돌아보면 참 많은 길을 걸어왔다는 생각이 듭니다. 공무원으로 시작해서 조리사, 영양사, 피부관리사, 심리상담사, 그리고 지금의 힐링센터 원장까지. 언뜻 보면 일관성이 없어 보일 수도 있지만, 사실 이 모든 여정에는 하나의 명확한 목적이 있었습니다. '내가 사랑하는 사람을, 그리고 나처럼 아팠던 누군가를 제대로 도울 수 있는 사람이 되자'는 것이었습니다.

공무원에서 창업가로 : 안정을 버리고 선택한 길

처음 사회생활을 시작할 때는 많은 사람들처럼 안정적인 공무원의 길을 택했습니다. 시골에서 자란 저에게 공무원은 '평생 보장된 직장'이라는 의미였고, 부모님도 무척 기뻐하셨죠. 하지만 결혼 후 두 차례의 유산과 전신통증, 우울증과 불면증이 찾아오면서 정상적인 출근이 어려워졌습니다. 몸이 아프니 마음도 무너졌고, 매일 정해진 시간에 정해진 업무를 처리하는 것조차 버거웠습니다.

그때 시댁에서 조심스럽게 제안했습니다. "몸이 아픈데 억지로 직장을 다니지 말고, 네가 할 수 있는 일을 찾아보는 게 어떨까?" 공무원이라는 안정된 직업을 포기한다는 것이 두려웠지만, 내 속도에 맞춰 할 수 있는 일을 찾는 것이 낫겠다는 생각에 과감히 사직서를 냈습니다. 그때부터 제 인생의 진짜 공부가 시작되었습니다.

• **영양사 – 과학적 근거를 찾아서 :** 이미 야간대학에서 식품영양학을 전공하며 수석 졸업하고 영양사 자격증을 취득한 상태였습니다. 주경야독의 힘든 과정이었지만, 그때 쌓은 지식이 지금 들꽃잠의 가장 단단한 기초가 되었습니다. 인체의 대사 과정과 영양소의 역할, 질병과 영양의 상관관계를 과학적으로 이해할 수 있게 되었거든요.

특히 '음식이 곧 약'이라는 믿음을 확립하는 데 결정적인 역할을 했습니다. 지금도 고객들에게 제품을 설명할 때 단순히 '좋다'고 말하는 것이 아니라, '왜 좋은지', '어떤 원리로 작용하는지'를 과학적 근거를 바탕으로 설명할 수 있는 것도 이때 배운 덕분입니다.

• **조리사 – 이론을 실천으로 :** 영양학 지식만으로는 부족했습니다. 아무리 좋은 영양 지식도 실제 식탁에서 구현되지 않으면 무용지물이기 때문입니다. 그래서 조리사 자격증에 도전했습니다. 가공되지 않은 자연의 재료로 건강한 음식을 만들고, 몸에 좋은 식습관을 익히는 것은 저와 가족의 건강을 지키는 중요한 루틴이 되었습니다.

특히 아이의 아토피를 치료하는 과정에서 음식의 중요성을 절감하며, 단순히 먹는 것을 넘어 '어떻게 먹느냐'를 고민하게 되었습니다. 이 경험은 지금도 힐링센터에서 고객들에게 실질적인 식단 관리 조언을 해드리는 데 큰 도움이 되고 있습니다.

• **피부관리사 – 아이의 아토피가 가르쳐준 전문성 :** 큰아이의 극심한 아토피는 저에게 새로운 공부를 하게 만들었습니다. 병원에서 처방받은 스테로이드 연고는 일시적인 효과만 있을 뿐이었거든요. 아이의 고통을 보며 저는 직접 피부의 구조와 기능, 각종 피부 질환의 원리와 관리법을 배우기 위해 피부관리사 자격증을 취득했습니다.

이 과정에서 림프 순환 마사지, 피부 타입별 관리법, 천연 재료를 활용한 케어 방법 등을 익혔습니다. 특히 림프 순환의 중요성을 깨달으면서, 단순히 피부 표면만 관리하는 것이 아니라 전신의 순환을 개선해야 근본적인 치유가 가능하다는 것을 이해하게 되었습니다. 이 지식은 나중에 15종 순한 화장품 개발과 전신 온열 케어 시스템 구축의 바탕이 되었습니다.

• **심리상담사 – 마음의 치유까지 :** 몸이 아프면 마음도 아프다는 것을 누구보다 잘 알고 있었습니다. 저 자신이 우울증과 불면증으로 힘들었던 경험이 있었고, 힐링센터를 운영하며 만나는 고객 중에도 몸의 아픔과 함께 마음의 상처를 안고 계신 분들이 많았습니다.

신안산대학교에서 심리상담 과정을 수강하며, 상담 기법과 심리학적 접근법을 배웠습니다. 경청의 기술, 공감 능력, 치료적 대화법 등을 익히면서, 고객들과 소통하는 방식이 완전히 달라졌습니다. 단순히 제품을 판매하는 것이 아니라, 그분들의 마음을 먼저 어루만지고, 진정한 치유가 무엇인지 함께 찾아가는 과정으로 접근할 수 있게 되었습니다. 그 과정에서 얻은 깨달음과 공감 능력은 그 어떤 자격증보다 값진 것이었습니다.

모든 전문성이 하나로 모이는 지점

이 모든 자격증과 전문성이 들꽃잠에서 하나로 융합되었습니다. 영양사로서 체온과 면역력의 상관관계를 이해하고, 조리사로서 음식을 통한 치유의 중요성을 알며, 피부관리사로서 순환과 케어의 원리를 파악하고, 심리상담사로서 마음의 치유까지 아우르는 통합적 접근이 가능해진 것입니다.

고객들과 상담할 때도 이런 다양한 관점에서 접근할 수 있었습니다. "이 증상은 체온 저하와 관련이 있을 수 있어요. 평소 어떤 음식을 드시나요?", "스트레스가 많으시군요. 마음이 긴장되면 몸도 경직되어 순환이 안 돼요", "피부 트러블은 단순히 외부 문제가 아니라 내부 순환과 관련이 깊어요" 하는 식으로 근본 원인을 찾아 종합적인 솔루션을 제시할 수 있게 되었습니다.

끝없는 배움의 여정

사람들은 종종 "왜 이렇게 많은 자격증을 땄느냐?"고 묻습니다. 저는 항상 같은 대답을 합니다. "내가 사랑하는 사람들을 제대로 도울 수 있는 사람이 되고 싶어서요." 제 가족의 건강을 지키고, 저처럼 아팠던 분들에게 진정한 도움을 드리기 위해서는 단편적인 지식이 아니라 통합적인 전문성이 필요했습니다.

지금도 배움은 계속되고 있습니다. 새로운 온열 기술이 나오면 공부하고, 자연치유에 관한 새로운 연구 결과가 나오면 검토하며, 고객들의 피드백을 통해 매일 새로운 것을 배웁니다. '내가 아는 것이 전부가 아니다'라는 겸손한 마음으로, 언제나 더 나은 도움을 드릴 수 있는 방법을 찾고 있습니다.

공무원에서 시작해 지금의 힐링센터 원장까지, 겉보기에는 전혀 다른 길들을 걸어온 것 같지만, 사실은 모두 하나의 목표를 향한 여정이었습니다. 그 목표는 바로 '진정한 치유를 통해 더 많은 분들이 건강하고 행복한 삶을 살 수 있도록 돕는 것'입니다. 배움에는 끝이 없고, 치유에는 정답이 없습니다. 하지만 진심으로 돕고 싶다는 마음과, 끊임없이 배우려는 자세만 있다면, 분명히 누군가에게는 의미 있는 도움이 될 수 있다고 믿습니다. 제가 창업에서부터 개인적으로 겪었던 시련과 그것을 극복하기 위한 경험과 노력이 지금의 들꽃잠을 만들었고 앞으로도 꾸준히 변화하고 성장하는 원동력이 될 것이라 확신합니다.

2부

체온이 곧 생명
당신의 삶을 회복시켜줄
들꽃잠의 모든 것

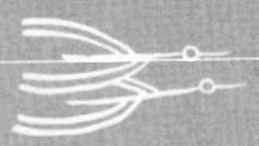

들꽃을 베고 자고 싶다는
소박한 꿈이
들꽃처럼 피어나는 삶으로

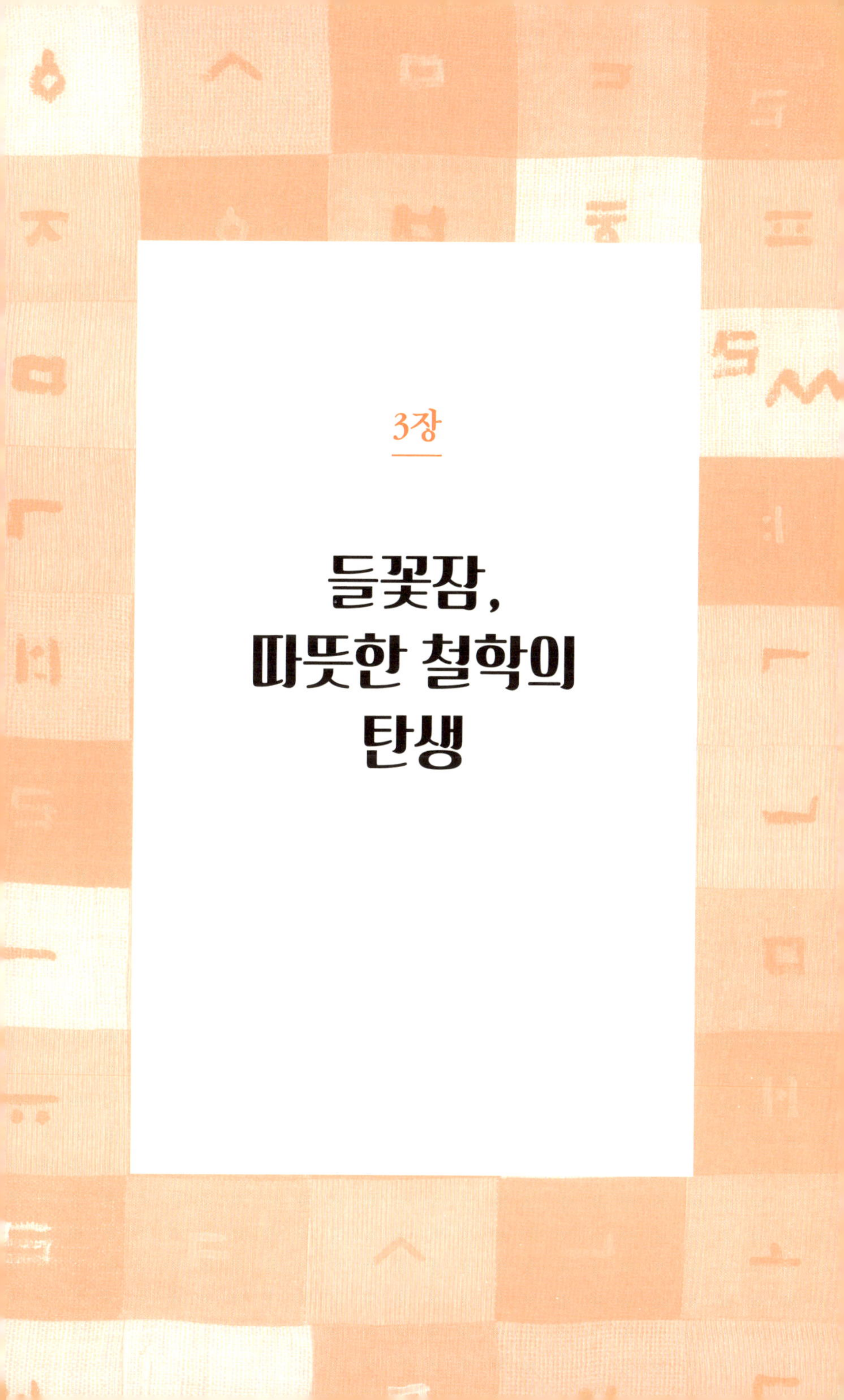

3장

들꽃잠,
따뜻한 철학의
탄생

들꽃잠의 의미

이름 없는 들꽃처럼
자연과 조화롭게 사는 삶의 상징

"들꽃은 땅에 뿌리를 내리고 하늘을 향해 꽃을 피웁니다.
우리도 그렇게, 자연과 하늘 사이에서
회복된 삶을 살 수 있습니다."

2004년, 침구 혼수 매장을 본격적인 제조업으로 전환하면서 저는 브랜드명을 정해야 했습니다. 그때까지는 단순히 '침구 혼수 매장 인하우스'이라는 이름으로 불렸던 저희 가게에 진정한 정체성을 부여하는 순간이었습니다. 수많은 이름들을 고민했지만, 결국 제 마음을 사로잡은 것은 '들꽃잠'이라는 세 글자였습니다. 그 이름 속에는 제가 추구하는 모든 가치와 철학, 그리고 앞으로 걸어가고 싶은 삶의 방향이 고스란히 담겨 있었습니다.

처음에는 '들꽃을 베고 자는 베개'에서 시작된 소박한 꿈

'들꽃잠'이라는 이름이 처음 떠오른 것은 들꽃을 베고 자는 베개를 만들고 싶다는 소박한 꿈에서였습니다. 어린 시절 시골에서 부모님과 함께 산과 들, 바다를 오가며 자연의 강인함과 조화로움을 온몸으로 체득했던 저에게, 들꽃은 특별한 의미였습니다.

들꽃은 이름도 없고, 화려하지도 않습니다. 정원을 가꾸는 이의 손길이나 특별한 비료, 보호막 없이도 제 자리에 뿌리를 내리고, 계절마다 다른 얼굴로 피어오릅니다. 척박한 땅에서도, 거친 비바람 속에서도 묵묵히 자신만의 향기를 내뿜는 그 모습이 저에게는 삶의 이상향처럼 느껴졌습니다. 화려한 온실 속의 꽃들과는 달리, 들꽃은 그 어떤 꽃보다 강인하고 생명력이 넘칩니다. 누가 알아주든 알아주지 않든, 들꽃은 그저 자연의 섭리에 따라 자신에게 주어진 삶을 충실히 살아냅니다.

그리고 '잠'은 모든 회복의 시작이라고 생각했습니다. 제가 불면증과 전신통증으로 고생하며 깨달은 것은, 잠이야말로 몸과 마음을 치유하는 가장 기본적이면서도 강력한 수단이라는 것이었습니다. 잠들지 못하는 밤은 고통의 연속이었고, 잠이 부족하니 몸의 회복은 더뎌지고 통증은 더 심해졌습니다. 하지만 몸을 따뜻하게 하고 자연의 리듬에 맞추는 생활을 실천하면서, 저는 기적처럼 깊은 잠을 되찾았습니다.

깊어진 의미 :
깊은 잠을 자고 회복해서, 들꽃처럼 피어나는 삶

하지만 사업을 하면서, 그리고 수많은 고객들을 만나면서 '들꽃잠'의 의미는 점점 더 깊어졌습니다. 단순히 베개나 침구를 의미하는 것이 아니라, 삶의 철학 자체가 되었습니다. 깊은 잠을 자고 회복해서, 들꽃처럼 자신만의 자리에서 건강하게 피어나는 삶. 그것이 바로 제가 추구하는 궁극적인 가치였습니다.

잠은 단순히 육체의 휴식이 아닙니다. 잠든 동안 우리 몸은 손상된 세포를 복구하고, 에너지를 재충전하며, 정신적인 피로를 해소합니다. 깊고 질 좋은 잠은 면역력을 높이고, 스트레스를 완화하며, 몸과 마음의 균형을 되찾는 가장 강력한 치유의 도구입니다. 들꽃의 향기에 둘러싸여 깊고 편안한 잠을 잔다면, 그것만으로도 충분한 치유가 될 것이라고 믿었습니다.

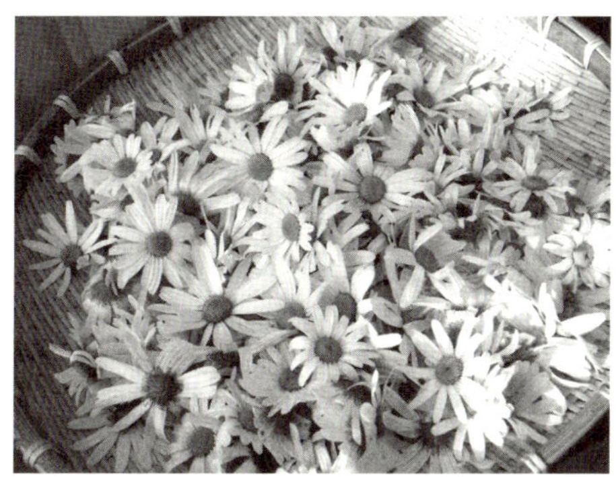

들꽃이 주는 교훈, 자연과의 조화

자연과 조화롭게 사는 삶: 몸은 자연으로, 마음은 하나님께로

들꽃이 주는 또 다른 교훈은 자연과의 조화입니다. 들꽃은 인위적인 조작이나 화학비료 없이도 자연의 리듬에 맞춰 피고 집니다. 봄에 싹을 틔우고, 여름에 무성하게 자라며, 가을에 열매를 맺고, 겨울에 뿌리로 돌아가 다음 해를 준비합니다. 이런 자연의 순환과 리듬에 맞춘 삶이야말로 진정한 건강의 비결이라고 생각했습니다.

세계보건기구(WHO)는 건강을 '육체적 · 정신적 · 사회적으로 완전히 안녕한 상태'라고 정의합니다. 저는 지난 20년간 수많은 분들과의 만남을 통해 여기에 하나를 더하고 싶습니다. '몸은 자연으로, 마음은 하나님께로 돌아갈 때' 비로소 진정한 건강, 완전한 안녕이 찾아온다는 것입니다.

현대인들은 자연과 단절된 채 살아갑니다. 햇빛도, 땅의 온기도, 바람의 시원함도 제대로 느끼지 못한 채 인공적인 환경에서 살아가죠. 몸은 자연을 떠나 병들었고, 다시 자연으로 돌아갈 때 회복이 시작된다고 확신했습니다. 흙을 밟고, 바람을 맞고, 해를 보는 것만으로도 우리 몸은 다시 숨을 쉴 수 있습니다.

그래서 저는 지금도 강원도 홍천 힐링펜션에서 구절초를 직접 키우고 있습니다. 제품의 원료로 사용하기도 하지만, 무엇보다 자연과 함께하는 삶의 의미를 잊지 않기 위해서입니다. 뿌리를 심고, 풀을 뽑아주고, 자라나는 모습을 지켜보는 것 자체가 저에게는 가장 큰 치유가 됩니다.

누구나 자기 자리에서 건강하게 피어나길 바라는 마음

들꽃잠을 찾아오시는 고객들을 보면, 정말 다양한 분들이 계십니다. 나이도, 직업도, 사정도 모두 다르죠. 하지만 한 가지 공통점이 있습니다. 건강하게 살고 싶다는 간절한 마음입니다. 그리고 저는 그분들 모두가 들꽃처럼 자신만의 자리에서 아름답게 피어나기를 바랍니다.

어떤 분은 암 투병 중이시고, 어떤 분은 만성 통증으로 고생하시며, 어떤 분은 불면증으로 힘들어하십니다. 하지만 저는 그분들께 말씀드립니다. "**지금 이 자리가 바로 당신이 피어날 자리입니다.**" 다른 곳으로 가야 할 필요도, 다른 사람이 될 필요도 없습니다. 바로 지금, 이 자리에서, 몸을 따뜻하게 하고 깊은 잠을 자는 것부터 시작하면 됩니다.

모든 사람이 유명해질 필요도, 화려할 필요도 없습니다. 다만 자신만의 자리에서, 자신만의 방식으로, 건강하고 아름답게 살아가면 되는 것입니다. 그리고 그런 삶을 위해서는 무엇보다 몸과 마음의 회복이 필요합니다.

브랜드를 넘어선 삶의 철학

지금 '들꽃잠'은 단순한 브랜드명을 넘어서 삶의 철학이자 지향점이 되었습니다. 제품을 개발할 때도, 고객을 상담할 때도, 제 개인적인 삶을 살아갈 때도 늘 이 철학을 기준으로 합니다. "이것이 들꽃처럼 자연스럽고 아름다운 삶에 도움이 될까?" "이것이 진정한 회복과 치유에 기여할까?" 들꽃은 땅에 뿌리를 내리고 하늘을 향해 꽃을 피웁니다. 땅은 자연을 의미하고, 하늘은 영적인 세계를 의미합니다. 우리도 들꽃처럼 자연과 하늘 사이에서 균형 잡힌 삶을 살 수 있습니다. 몸은 자연으로 돌아가야 하고, 마음은 더 높은 차원을 향해야 합니다. 몸과 마음이 모두 회복될 때, 비로소 들꽃처럼 아름다운 삶을 살 수 있습니다.

앞으로 10년, 20년 후에 들꽃잠을 떠올릴 때, 사람들이 단순히 '좋은 제품을 파는 회사'가 아니라 '회복을 돕는 삶의 방식'으로 기억해주기를 바랍니다. 그리고 무엇보다 들꽃잠을 만나신 모든 분들이 자신만의 자리에서 들꽃처럼 아름답게 피어나는 삶을 살아가시기를 소망합니다.

들꽃은 특별할 것 없는 평범한 꽃입니다. 하지만 그 평범함 속에 담긴 생명력과 아름다움은 그 어떤 화려한 꽃보다 소중합니다. 우리의 삶도 마찬가지입니다. 화려하지 않아도, 유명하지 않아도, 건강하고 평안하며 사랑이 넘치는 삶이라면 그것으로 충분히 아름답습니다. 들꽃잠은 바로 그런 삶을 꿈꾸는 모든 분들과 함께 걸어가는 동반자입니다.

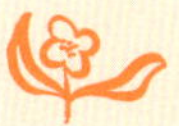

제품 철학

팔기 위한 것이 아닌 회복을 위한 도구

"쉽게 팔 수는 없어도, 절대 쉽게 만들지는 않습니다."

2005년 본격적인 제조업으로 전환하면서 저는 스스로에게 가장 중요한 질문을 던졌습니다. "나는 왜 이 일을 하는가?" 단순히 돈을 벌기 위해서라면 더 쉽고 빠른 방법들이 많았습니다. 기존 제품을 그대로 들여와 팔거나, 가격 경쟁력을 위해 품질을 조금씩 타협해도 되었을 것입니다. 하지만 제가 직접 겪은 깊은 아픔과 회복의 경험, 그리고 아이들의 아토피를 치료하며 깨달은 것들이 저를 완전히 다른 길로 이끌었습니다.

타협하지 않는 품질 추구의 구체적 사례들

• **팥찜질팩 – 반영구적 품질을 향한 집념 :** 20년 이상 만들어온 들꽃잠의 시그니처 제품인 팥찜질팩 개발 과정이 대표적인 예입니다. 처음 찜질팩을 만들 때 저는 정말 다양한 소재를 시도했습니다. 어떤 건 열이 너무 약했고, 어떤 건 쉽게 상하고, 어떤 건 전자파 문제가 있어서 결국 쓸 수 없었죠. 특히 곡물을 원료로 하는 찜질팩의 가장 큰 문제는 변질이었습니다. 대부분의 타사 제품은 제품 수명을 6개월에서 12개월 정도로 한정하고 있습니다.

하지만 저는 생각했습니다. "내 가족이 6개월마다 새로 사야 한다면, 그게 정말 좋은 제품일까?" 그래서 수년간의 연구 끝에 팥을 특별한 기계와 가공 기법으로 처리하는 기술을 완성했습니다. 곡물 중에서도 가장 단단하고, 온기를 오래 품으며, 부종 완화에도 효과적인 '팥'을 어떻게든 오래도록 변질 없이 사용할 수 있게 만든 것입니다. 지금은 썩지 않고 매번 일정한 열감을 유지하는 특허 원료로 인정받고 있습니다. 10년 이상 사용해도 변질되지 않는, 반영구적인 제품이 되었죠. 사람들은 종종 말했습니다.

"그렇게 만들면 돈이 되겠냐, 적당히 쓰다 못 쓰게 되어야 또 사지 않겠냐."

"10년, 20년을 써버리면 어떻게 하려고 그러냐."

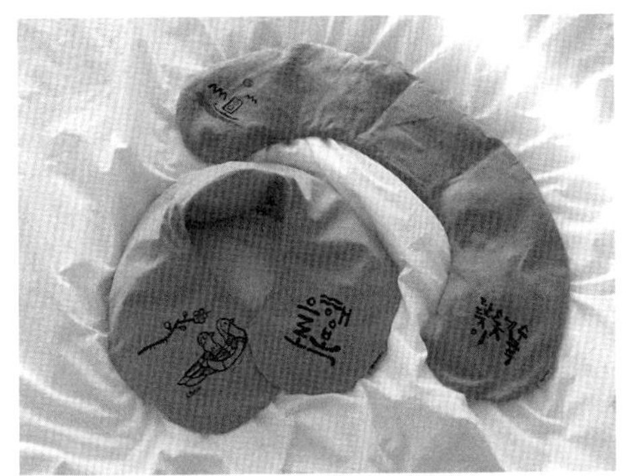
반영구적인 팥찜질팩

하지만 저는 타협하지 않았습니다. 정말 좋은 제품을 만들면 고객이 알아보실 것이라는 믿음이 있었고, 그 결과 그 특수 가공한 팥을 넣어 200만 원이 넘는 고가의 팥매트가 탄생했습니다.

• **들꽃잠 회복매트 – 심부온열을 위한 기술적 도전 :** 코로나 팬데믹 시기, 힐링센터에 직접 나오지 못하는 고객들을 위해 홈케어 온열매트를 개발할 때도 그 원칙은 같았습니다. 기존 전기장판이나 온열매트는 대부분 표면만 따뜻하게 하는 방식이었죠. 하지만 진정한 치유를 위해서는 장기와 척추까지 데워주는 '심부온열' 방식이 필요했습니다. 표면만 뜨거운 방식은 건조증, 저온화상, 전자파 문제를 일으킬 수 있었고, 저는 이를 해결하기 위해 발열체와 원단에 열전도성이 뛰어난 그래핀 신소재를 적용했습니다.

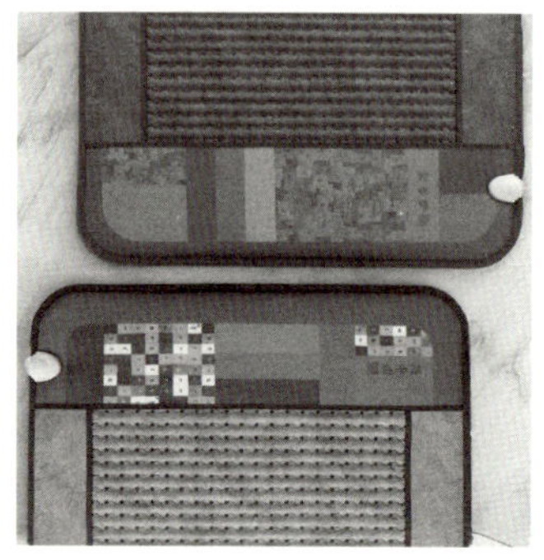
심부온열 방식의 들꽃잠 회복매트

또한 원단 안쪽에는 직접 가공한 팥 원료를 전면에 사용했죠. 수십 번의 실험과 개선 끝에, 마침내 발명특허까지 등록할 수 있었습니다.

개발 과정은 쉽지 않았지만, 그 결과 전자파 없는, 암 환자도 안심하고 쓸 수 있는, 진짜 회복에 도움을 주는 매트를 만들 수 있었습니다. 코로나 시기에 이 온열매트로 10억 매출을 달성했을 때, 어떤 분들은 "운이 좋았다"고 말했습니다. 그러나 그 성공의 이유를 제일 먼저 알아준 건, 다름 아닌 고객들이었습니다. 누군가의 아픈 몸이 조금이라도 편안해지길 바라는 제 마음, 그리고 그 마음을 지키기 위해 끝까지 품질에 타협하지 않았던 시간들을 고객들이 직접 느끼고 인정해 주신 것이죠.

5만 원, 10만 원대의 찜질팩을 팔던 제가 200만 원짜리 매트를 만들었을 때, 솔직히 두려움이 있었습니다. 그런데 1차, 2차, 3차 사전 펀딩에서 놀랍게도 모두 성공했습니다. 고객들이 가장 많이 남긴 메시지는 단 하나였습니다.

"들꽃잠이니까 믿고 구매했습니다."

• **순한 화장품 – 아이를 위한 엄마의 마음 :** 아이의 아토피 치유 과정에서 개발된 15종의 순한 온 가족 화장품도 같은 철학에서 나왔습니다. 시중에 나와 있는 수많은 화장품 중 어떤 것도 아이의 민감한 피부에 맞지 않아 고통스러워하는 모습을 보며, 직접 만들어야겠다고 결심했습니다. 자극이 없고, 순하며, 보습력이 뛰어난 제품을 만들기 위해 수많은 천연 재료들을 연구하고 배합했습니다. 이 또한 엄마의 마음으로, 내 아이에게 가장 좋은 것을 주고 싶은 마음에서 시작된 회복을 위한 도구였습니다.

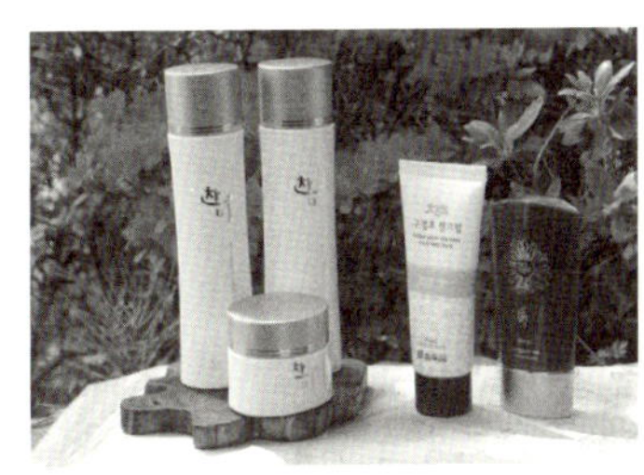
아이를 위한 순한 화장품

20년간 지켜온 타협 없는 원칙들

첫째, 과장 광고를 하지 않습니다. 아무리 좋은 제품이라도 효과를 부풀리거나 허위 정보를 제공하지 않습니다. 고객들에게는 정확한 사용법과 현실적인 기대치를 알려드리고, 솔직한 상담을 해드립니다. 때로는 "이 제품보다는 다른 방법이 더 좋을 것 같다"며 판매를 포기하는 경우도 있습니다. 단기적으로는 손해일 수 있지만, 장기적으로는 이런 정직함이 브랜드 신뢰도를 높이는 가장 확실한 방법이라고 믿습니다.

둘째, 지속적인 품질 개선을 멈추지 않습니다. 같은 제품이라도 더 나은 원료가 나오면 교체하고, 더 효과적인 가공법이 개발되면 적용합니다. 고객들이 "예전 것과 조금 다른 것 같다"고 하시면, 저는 자신 있게 대답합니다. "더 좋아진 겁니다."

셋째, 고객 서비스에 최선을 다합니다. 제품을 판매하는 것으로 끝나는 것이 아니라, 사용법 교육부터 사후 관리까지 전 과정에서 고객을 돕습니다. 때로는 밤늦게까지 고객 상담을 하기도 하고, 개인적인 건강 상담을 해드리기도 합니다.

신뢰로 이어진 철학의 결실

"들꽃잠이니까 믿고 사요."

이 말은 지난 20년간 제가 들은 칭찬 중 가장 값진 칭찬입니다. 이 한마디에 저의 제품 철학이 고스란히 담겨 있다고 생각합니다. 제가 제품 하나하나에 담아낸 진심과 정성, 그리고 오직 '회복'만을 위한 고집이 고객들에게 전달된 것이죠. 이런 철학 때문에 들꽃잠은

'한 번 산 고객이 평생 고객이 되는 브랜드'가 되었습니다.

저에게는 고객의 회복 소식이 가장 큰 보상입니다. 계단도 오르지 못하던 분이 3번 찜질 후 자유롭게 걸으신다는 소식, 항암 치료 중에도 복근이 생겼다며 자랑하시는 분의 이야기, 20년 불면증에서 벗어나 깊은 잠을 찾으셨다는 후기. 이런 이야기들을 들을 때마다 "내가 하는 일이 누군가의 삶을 살리고 있구나" 하는 확신을 얻습니다.

미래를 향한 변함없는 철학

앞으로 들꽃잠이 더 크게 성장하더라도, 이 철학만큼은 절대 바뀌지 않을 것입니다. "제품은 팔기 위한 것이 아니라 회복을 위한 도구"라는 신념은 들꽃잠의 DNA이자, 제가 이 일을 계속하는 이유입니다. 현재 기획 중인 들꽃잠 힐링마을도 같은 철학으로 만들어질 것입니다. 단순히 수익을 위한 시설이 아니라, 정말로 지친 현대인들이 와서 쉬고 회복할 수 있는 공간으로 말입니다.

제품을 통해 돈을 버는 것과 제품으로 사람을 돕는 것은 완전히 다른 일입니다. 저는 후자를 선택했고, 그 선택이 결국 더 큰 성공과 보람을 가져다주었습니다. 무엇보다 저 자신이 매일 거울을 보며 당당할 수 있다는 것이 가장 큰 자산입니다.

"내가 만든 제품으로 누군가가 건강해진다." 이보다 더 큰 기쁨과 보람이 어디 있을까요? 이 철학이 있는 한, 들꽃잠은 계속해서 진정한 치유를 돕는 브랜드로 성장해나갈 것입니다. 그리고 그 여정에서 만나는 모든 분들이 진정한 회복과 건강한 삶을 찾아가시기를 진심으로 소망합니다.

일에 대한 사랑

매일 출근이 즐거운 이유와 보람

"현대 정주영 회장님처럼 저도 매일 회사에 나오는 것이 너무나 즐겁습니다. 새로운 제품을 개발하고, 고객분들의 회복 소식을 듣고, 더 많은 분들에게 건강한 삶을 전할 방법을 고민하는 시간들이 저에게는 최고의 행복입니다."

아침에 눈을 뜨면 저는 자연스럽게 미소가 지어집니다. 오늘은 또 어떤 일이 기다리고 있을까, 어떤 고객을 만날까, 어떤 새로운 아이디어가 떠오를까 하는 기대감 때문입니다. 많은 사람들이 '월요병'이라며 한 주의 시작을 힘들어하지만, 저에게는 월요일이 가장 설레는 날입니다. 주말 동안 쉬면서 떠올린 아이디어들을 실행에 옮길 수 있는 날이거든요.

아픔에서 피어난 사명감

저에게 일이 이토록 소중한 이유는 제가 겪은 깊은 아픔과 회복의 경험 때문입니다. 두 차례의 유산, 전신통증, 우울증, 불면증, 그리고 암 투병까지. 그 모든 고통의 시간을 온몸으로 겪어내며, 저는 '체온이 곧 생명'이라는 진리를 깨달았습니다. 그리고 생각했습니다. '내가 겪은 이 아픔과 회복의 경험을 다른 사람들과 나누고 싶다.'

그래서 저에게 일은 단순한 '업무'가 아니라 '사명'입니다. 지금 고객분들의 아픔을 진정으로 이해할 수 있고, 그분들이 저에게 하시는 이야기 하나하나가 과거의 제 모습과 겹쳐 보입니다. '아, 저분도 나처럼 힘드시구나. 내가 도와드릴 수 있는 게 뭐가 있을까?' 이런 마음이 자연스럽게 우러나오니, 일이 힘들다기보다는 오히려 보람되고 의미 있는 시간으로 느껴집니다.

고객의 회복이 주는 최고의 보상

제게 일의 가장 큰 기쁨은 바로 고객분들의 회복 소식입니다. 특히 기억에 남는 것은 유방암으로 가슴 절제 수술을 받고 방사선, 항암치료까지 마친 후 저희 센터에 오신 분입니다. 처음에는 찜질을 마치고 나면 기운이 빠져서 제대로 일어나기도 힘드실 정도였어요. 그 모습을 볼 때마다 저도 마음이 아파서, 늘 응원하는 마음으로 문자도 자주 보내고 안부를 전했습니다.

그런데 놀랍게도 3개월 정도 꾸준히 찜질을 이어가시면서부터 몸이 눈에 띄게 회복되셨어요. 완전히 회복되어 직장에도 다시 출근하실 수 있을 만큼 건강을 되찾으셨습니다. 계단도 오르지 못하던 분이 3번 찜질 후 "사장님, 제가 여기 며칠 전에는 기어 올라왔는데 이렇게 좋아졌어요!"라며 자랑하실 때, 항암 치료 중인데도 "복근이 생겼다"며 사진을 보여주실 때… 그 순간순간이 저에게는 그 어떤 돈으로도 살 수 없는 소중한 보상입니다.

끝없는 도전과 성장의 즐거움

들꽃잠에서 하루도 똑같은 날이 없습니다. 현재 개발 중인 찜질 이불과 멀티 운동기 같은 새로운 프로젝트들이 저를 늘 설레게 만듭니다. 찜질 이불은 샵인샵 파트너사들의 고충을 덜어주기 위한 아이디어에서 시작되었습니다. 직원들이 4kg짜리 팥찜질팩을 데우고 옮기느라 팔목이 나갈 정도로 힘들어하는 모습을 보며, '어떻게 하면

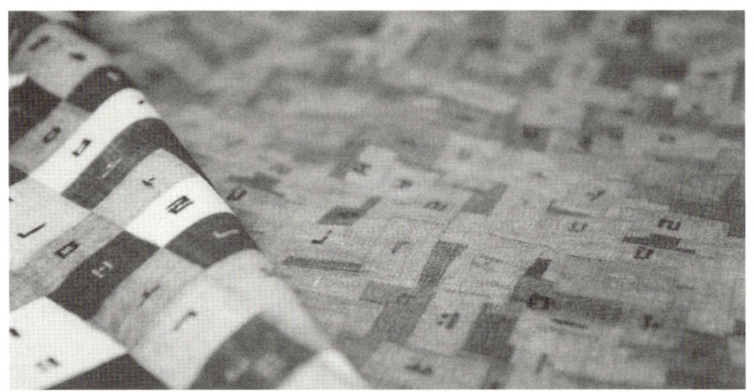

1cm의 오차도 허용하지 않는 한스타일 패턴

더 쉽고 효율적으로 고객을 케어할 수 있을까?'를 고민했습니다.

한스타일 패턴 개발 과정도 마찬가지였습니다. 일러스트나 포토샵을 할 줄 모르는 제가 손으로 그림을 그려가며 디자이너에게 설명하고, 수백 번의 수정을 거쳐 완성된 패턴을 봤을 때의 감동은 지금도 잊을 수 없습니다. 1cm의 오차도 허용하지 않는 완벽주의적 접근 때문에 수백만 원어치 원단을 버려야 하는 일도 있었지만, 완성된 제품을 보고 "들꽃잠이 제일 예쁘다"라는 칭찬을 들을 때면, 그 모든 고생이 보람으로 승화되었습니다.

일을 통한 자기 치유

역설적이게도 저는 이 일을 통해 저 자신이 매일 힐링하고 있습니다. 다른 사람들을 돕고 있다고 생각하지만, 사실 가장 먼저 나 자신이 일의 힘으로 회복되고 있다는 사실을 알게 되었습니다. 고객들의 회복을 돕는 과정에서 저의 아픈 기억들도 자연스럽게 치유됩니다. 일은 내게 주어진 또 하나의 치유법이자, 다시 삶에 용기를 갖게 해준 힘입니다.

힘든 순간이 없었던 것은 아닙니다. 하지만 그럴 때마다 저는 '처음에 내가 왜 이 일을 시작했는지'를 떠올립니다. 아팠던 저 자신, 그리고 저처럼 아파하는 사람들을 돕고 싶다는 간절한 마음. 그 초심이 저를 다시 일으켜 세우는 강력한 원동력이 됩니다.

미래를 향한 변함없는 사랑

앞으로 들꽃잠이 더 크게 성장하더라도, 이 마음만큼은 절대 바뀌지 않을 것입니다. 들꽃잠 힐링마을이라는 궁극적인 꿈도 같은 철학으로 만들어질 것입니다. 지친 현대인들이 언제든지 와서 쉬고 회복한 뒤 일상으로 돌아갈 수 있는 공간으로 말입니다.

매일 출근이 즐거운 이유, 그것은 바로 '일하는 나'를 통해 더 나은 세상, 더 치유된 삶을 함께 만들어갈 수 있다는 믿음 때문입니다. 오늘도 저는 설레는 마음으로, 여러분의 건강과 행복을 위해 일터에 들어섭니다. 이 일이 제 삶에 주는 기쁨과 보람을, 앞으로도 오랫동안 함께 나누고 싶습니다.

치유의 4대 원칙

따뜻함, 수면, 순환, 스트레칭

"진정한 치유는 복잡한 의료 기술이나 비싼 약에 있지 않습니다.
우리 몸이 본래 가지고 있는 자연치유력을 깨우는
가장 기본적이면서도 강력한 네 가지 원칙에 있습니다."

따뜻함, 수면, 순환, 스트레칭. 이 네 가지는 제가 20년간 수많은 고객들과 함께하며 검증한 치유의 핵심 원칙입니다. 복잡하지도 않고, 특별한 장비나 비용이 필요하지도 않습니다. 하지만 이 네 가지를 꾸준히 실천하면 우리 몸은 스스로 회복할 수 있는 본래의 능력을 되찾습니다.

첫 번째 원칙 : 따뜻함 - 체온이 곧 생명

체온이 1도 떨어지면 면역력은 30% 이상 감소합니다. 반대로 체온이 1도 올라가면 면역력은 5배 증가한다고 알려져 있습니다. 이는 단순한 이론이 아니라 제가 직접 경험한 사실입니다. 몸이 따뜻해지자 잠이 깊어지고, 통증이 현저히 줄어들고, 마음도 조금씩 편안해지기 시작했습니다.

하지만 단순히 겉만 따뜻하게 하는 것으로는 부족합니다. 심부온열, 즉 몸의 깊숙한 곳까지 따뜻하게 해야 진정한 효과를 볼 수 있습니다. 이것이 바로 들꽃잠 온열매트가 기존 전기장판과 다른 점입니다. 표면만 뜨거운 것이 아니라, 장기와 척추까지 데워주는 심부온열 방식을 통해 전자파 없는, 암환자도 안심하고 쓸 수 있는 진짜 치유가 되는 매트를 개발했습니다.

따뜻함의 구체적 실천법

- **1일 1찜질** : 하루 20분 이상 몸을 따뜻하게 데우는 시간
- **부위별 맞춤 찜질** : 배, 눈, 귀, 어깨 등 특별히 관리가 필요한 부위
- **족욕과 반신욕** : 하체 순환 개선을 통한 전신 체온 상승
- **따뜻한 음식과 차** : 몸을 데우는 음식 섭취 습관

두 번째 원칙 : 수면 - 모든 회복의 시작점

제가 불면증으로 고생하며 깨달은 것은 잠이야말로 모든 회복의 시작점이라는 것입니다. 잠들지 못하는 밤은 고통의 연속이었고, 잠이 부족하니 몸의 회복은 더뎌지고 통증도 더 심해졌습니다. 하지만 몸을 따뜻하게 하고 자연의 리듬에 맞추는 생활을 실천하면서, 저는 기적처럼 깊은 잠을 되찾았습니다.

잠든 동안 우리 몸에서는 놀라운 일들이 일어납니다. 손상된 세포가 복구되고, 성장호르몬이 분비되며, 면역세포가 활성화됩니다. 뇌에서는 하루 동안 쌓인 노폐물이 제거되고, 기억이 정리됩니다. 이 모든 과정이 제대로 이루어지려면 질 좋은 깊은 잠이 필수입니다.

특히 5년, 10년 불면증에 시달리던 고객분들이 온열매트와 찜질을 통해 "평생 처음으로 개운하게 잤다"고 말씀하실 때, 저는 수면이 얼마나 강력한 치유의 도구인지 다시 한 번 확인할 수 있었습니다.

수면의 구체적 실천법

- **규칙적인 수면 패턴** : 같은 시간에 자고 일어나는 습관
- **잠자리 스트레칭** : 하루의 긴장을 풀고 숙면 준비
- **온열매트 활용** : 따뜻한 환경에서의 깊고 편안한 잠
- **디지털 디톡스** : 잠들기 1시간 전 전자기기 사용 중단

세 번째 원칙: 순환 - 생명의 강물이 흘러야 건강합니다

순환이 막히면 모든 문제가 시작됩니다. 혈액순환이 안 되면 영양분과 산소가 제대로 공급되지 않고, 노폐물이 쌓이며, 염증이 생깁니다. 제가 겪었던 전신통증과 목, 어깨의 돌덩이 같은 경직도 모두 순환 장애에서 비롯된 것이었습니다.

아이의 아토피를 치료하며 림프 마사지를 배운 것도, 탈모 개선을 위해 두피 마사지를 연구한 것도 모두 순환의 원리를 적용한 것입니다. 특히 좌훈음파운동기는 여성들의 골반 순환을 개선하여 갱년기 증상과 전립선 문제까지 해결하는 데 큰 도움이 됩니다. 제가 갱년기를 10일 만에 극복할 수 있었던 것도 이런 순환 개선 루틴 덕분이었습니다.

순환의 구체적 실천법

- **케겔운동과 좌훈** : 골반저근 강화와 하체 순환 개선
- **림프 마사지** : 부종 완화와 면역력 향상
- **두피 마사지** : 탈모 예방과 스트레스 해소
- **족욕과 발 마사지** : 하체에서 시작되는 전신 순환 개선

네 번째 원칙 : 스트레칭 - 유연함이 젊음의 비결

몸이 굳으면 마음도 굳습니다. 제가 전신통증으로 고생할 때, 목을 돌리기 어려울 정도로 어깨와 목이 돌덩이처럼 굳어 있었습니다. 30살 젊은 나이에 목을 제대로 움직일 수 없어 병원에 입원해서 양쪽 어깨에 주사를 맞아야 했던 그 절망적인 순간을 지금도 잊을 수 없습니다.

하지만 규칙적인 스트레칭을 통해 몸의 유연성을 되찾으면서, 통증도 현저히 줄어들고 마음도 편안해졌습니다. 지금은 과거에 느끼던 그런 통증이나 경련을 10분의 1도 느끼지 않습니다. 비행기를 타고 밤늦게 돌아와 3시간밖에 자지 못해도 다음 날 집중해서 일할 수 있는 체력을 갖게 된 것도 모두 꾸준한 스트레칭 덕분입니다.

스트레칭의 구체적 실천법

- **아침 기상 스트레칭** : 하루를 시작하는 몸 깨우기
- **업무 중간 스트레칭** : 장시간 같은 자세로 인한 경직 예방
- **잠자리 스트레칭** : 허리, 하체 통증 예방을 위한 이완 운동
- **찜질 후 스트레칭** : 몸이 따뜻하고 이완된 상태에서의 효과 극대화

4대 원칙의 시너지 효과 : 하나가 아닌 전체로서의 치유

이 네 가지 원칙이 개별적으로 작용할 때도 효과가 있지만, 함께 실천할 때 놀라운 시너지 효과가 나타납니다. 몸을 따뜻하게 하면 순환이 좋아지고, 순환이 좋아지면 수면의 질이 향상됩니다. 좋은 잠을 자면 회복력이 증가하고, 스트레칭으로 유연성을 유지하면 순환이 더욱 원활해집니다.

93세 어머니의 사례가 대표적입니다. 치매, 우울증, 파킨슨 증상으로 힘들어하시던 어머니가 이 네 가지 원칙을 꾸준히 실천하시면서 놀라운 회복을 보이셨습니다. 약을 드시지 않고도 밝고 건강하게 지내시는 모습을 보며, 이 원칙들의 효과를 다시 한 번 확인할 수 있었습니다.

계단도 오르지 못하던 분이 3번 찜질 후 자유롭게 걸으시게 되고, 항암 치료 중에도 복근이 생겼다며 자랑하시는 분, 20년 불면증에서 벗어나 깊은 잠을 찾으신 분들의 이야기는 모두 이 4대 원칙을 실천한 결과입니다.

들꽃잠 철학과의 완벽한 조화

들꽃잠의 모든 제품과 서비스는 이 4대 원칙을 바탕으로 개발되었습니다. 온열매트는 따뜻함과 수면을, 팔찜질팩은 부위별 순환 개선을, 좌훈음파운동기는 골반 순환과 운동을, 15종 순한 화장품은 피부 순환과 케어를 담당합니다. 하나하나가 독립적인 제품이 아니라, 통합적 치유 시스템의 구성 요소인 셈입니다.

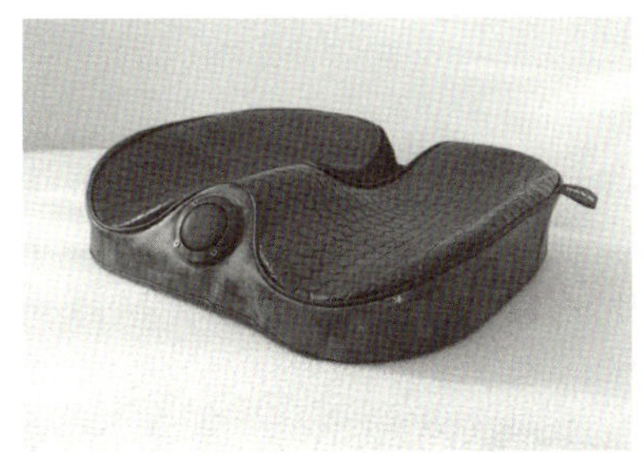

몸에 무리를 주지 않고 안전하게
하체강화가 가능한 좌훈음파운동기

따뜻함, 수면, 순환, 스트레칭. 이 네 가지는 복잡한 의학 지식이나 비싼 장비가 필요한 것이 아닙니다. 누구나, 언제든지, 어디서든 실천할 수 있는 가장 기본적이면서도 가장 강력한 치유의 원칙입니다.

"회복은 거창한 변화가 아닌, 매일의 작은 습관에서 시작됩니다."

이 원칙들을 여러분의 일상에 자연스럽게 녹여내어, 들꽃처럼 자신만의 자리에서 아름답게 피어나는 건강하고 활력 넘치는 삶을 되찾으시기를 진심으로 바랍니다. 당신의 회복은 이미 시작되었습니다.

하얀 늑대 이론

정상세포에게 밥을 주는 철학적 비유

"제 안에도 늘 두 마리의 늑대가 있습니다.
하나는 불안과 분노, 다른 하나는 감사와 평안이죠.
밥을 먹은 늑대가 이깁니다.
그런데 밥은 누가 주나요? 바로 저 자신입니다."

암 진단을 받고 절망의 나락에 있을 때, 저는 간절히 물었습니다. "왜 나는 이렇게 자주 아플까? 내 몸 안에서 도대체 무슨 일이 일어나고 있는 걸까?" 그 답을 찾기 위해 미친 듯이 공부하던 중, 하나의 우화가 제 인생을 완전히 바꿔놓았습니다. 바로 아메리카 원주민들 사이에 전해 내려오는 '두 마리 늑대' 이야기였습니다.

생명을 바꾼 우화 : 밥을 먹은 늑대가 이긴다

체로키족 할아버지가 손자에게 말했습니다.

"얘야, 우리 마음속에는 늘 두 마리의 늑대가 싸우고 있단다. 한 마리는 어둠의 늑대로 분노, 시기, 슬픔, 후회, 원망으로 가득하고, 다른 한 마리는 빛의 늑대로 기쁨, 평화, 사랑, 희망, 감사로 가득하지."

손자가 물었습니다.

"할아버지, 그럼 어떤 늑대가 이기나요?"

할아버지는 미소 지으며 답했습니다.

"네가 밥을 주는 늑대가 이긴단다."

이 우화를 들은 순간, 저는 번개를 맞은 듯한 깨달음을 얻었습니다. 이 이야기를 제 몸의 상황에 적용해보니, 완전히 새로운 관점이 열렸습니다.

우리 몸속의 전쟁 : 하얀 늑대 vs 검은 늑대

우리 몸속에도 매 순간 두 마리의 늑대가 치열한 전쟁을 벌이고 있습니다. 하얀 늑대(정상세포, 면역세포)는 우리 몸을 건강하게 유지하려고 애씁니다. 손상된 조직을 복구하고, 바이러스와 세균을 물리치며, 에너지를 효율적으로 생산하고, 호르몬 균형을 맞추려고 합니다. 이들은 평화, 감사, 따뜻함, 충분한 수면, 좋은 순환을 먹고 자랍니다.

검은 늑대(염증세포, 암세포)는 우리 몸을 파괴하려고 합니다. 정상세포를 공격하고, 염증을 일으키며, 면역체계를 교란시키고, 에너지를 낭비하게 만듭니다. 이들은 스트레스, 분노, 차가운 몸, 수면 부족, 순환 장애를 먹고 자랍니다.

과학적으로도 이는 명백한 사실입니다. 스트레스를 받을 때 우리 몸에서는 코르티솔 같은 스트레스 호르몬이 분비되어 면역력이 떨어지고 만성 염증이 생깁니다. 반대로 감사와 평안한 마음을 가지고 몸을 따뜻하게 하면 엔도르핀과 같은 회복 호르몬이 분비되어 면역세포가 활성화됩니다.

과거의 저 : 검은 늑대에게 풍성한 밥을 주던 시절

돌이켜보면 제가 아팠을 때, 저는 무의식적으로 검은 늑대에게 풍성한 밥을 주고 있었습니다. 어린 시절부터 새벽 2~3시 얼음물에서 김 양식을 하며 각인된 저체온증, 두 차례 유산과 전신통증으로 인한 지속적인 긴장과 경직, 그리고 '나는 왜 이렇게 부족할까?'라는 끝없는 자책과 원망.

이런 상태에서는 체온이 떨어지고, 면역력이 감소하며, 혈액순환이 나빠져 염증세포와 암세포가 살기 좋은 환경이 조성됩니다. 제 몸은 검은 늑대의 천국이었던 셈입니다.

인생의 전환점 : 하얀 늑대에게 밥을 주기 시작하다

'체온이 곧 생명'이라는 깨달음을 얻은 후, 저는 의식적으로 하얀 늑대에게 밥을 주기 시작했습니다.

- **하얀 늑대에게 주는 몸의 밥 :** 1일 1찜질로 매일 20분 이상 몸을 따뜻하게 데우는 습관, 배 · 눈 · 귀 · 어깨 등 부위별 맞춤 찜질, 온열매트를 활용한 깊고 편안한 수면, 케겔운동과 좌훈을 통한 골반저근 강화와 하체 순환 개선, 그리고 몸의 유연성을 높이는 스트레칭.

- **하얀 늑대에게 주는 마음의 밥 :** 매일 감사한 일 3가지를 찾아 기록하는 감사 일기, 나를 격려하고 지지해주는 사람들과의 긍정적 교류, 햇빛 쬐기와 맨발로 흙 밟기 같은 자연과의 교감, 그리고 조용한 기도와 묵상을 통해 내가 누구인지, 왜 살아야 하는지를 발견하는 영적인 시간.

놀라운 변화 : 하얀 늑대의 완전한 승리

지금은 과거에 느끼던 극심한 통증과 경련을 10분의 1도 느끼지 않습니다. 어쩌다 3시간밖에 잠을 자지 못해도, 다음 날 집중해서 일할 수 있는 체력을 갖게 되었습니다. 무엇보다 매일 출근이 즐거울 정도로 일에 대한 사랑과 보람을 느끼며 살고 있습니다.

93세 어머니의 사례가 가장 감동적입니다. 치매, 우울증, 파킨슨 증상으로 힘들어하시던 어머니가 하얀 늑대에게 밥을 주는 루틴을 실천하시면서 놀라운 회복을 보이셨습니다. 약을 드시지 않고도 밝고 건강하게 지내시며, 식사도 잘하시고 잠도 푹 주무시는 모습을 볼 때마다 하얀 늑대 이론의 효과를 다시 한 번 확인할 수 있었습니다.

고객분들도 마찬가지입니다. 계단도 오르지 못하던 분이 3번 찜질 후 "사장님, 제가 여기 며칠 전에는 기어 올라왔는데 이렇게 좋아졌어요!"라며 자랑하실 때, 항암 치료 중에도 복근이 생겼다며 사진을 보여주시는 분, 20년 불면증에서 벗어나 "평생 처음으로 개운하게 잤다"고 말씀하시는 분들의 이야기는 모두 하얀 늑대에게 꾸준히 밥을 준 결과입니다.

들꽃잠 : 하얀 늑대를 위한 따뜻한 밥상

들꽃잠의 모든 제품과 서비스는 하얀 늑대에게 밥을 주는 도구로 개발되었습니다. 온열매트와 팥찜질팩은 체온을 올려 면역력을 높이고 정상세포가 활발히 활동할 수 있는 환경을 조성하며, 좌훈음파 운동기는 골반 순환을 개선하여 전신 건강을 증진시킵니다. 15종 순한 화장품은 피부의 정상세포를 건강하게 하는 자연 성분으로 만들어졌고, 힐링센터의 모든 프로그램은 몸과 마음에 좋은 에너지를 공급하는 통합적 케어를 제공합니다.

"제품은 팔기 위한 것이 아니라 회복을 위한 도구"라는 들꽃잠의 철학도 결국 하얀 늑대 이론에서 나온 것입니다. 단순히 상품을 파

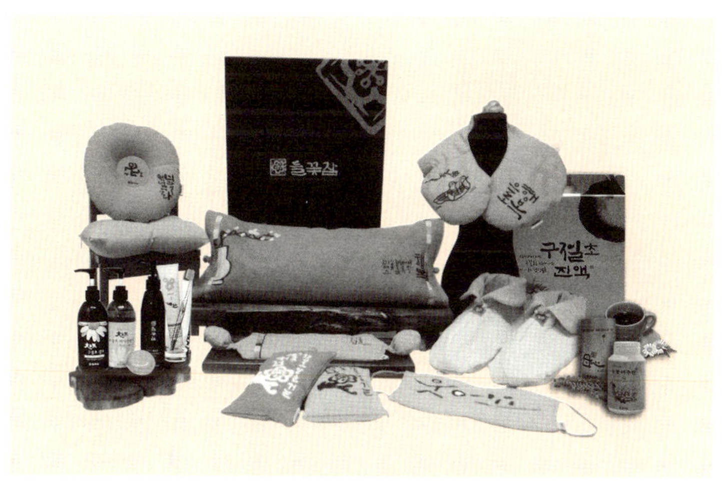

면역력을 향상시키는 들꽃잠 제품들

는 것이 아니라, 고객들이 하얀 늑대에게 꾸준히 밥을 줄 수 있도록 돕는 것이 저희의 진정한 목적입니다. 매 순간의 선택이 당신의 운명을 결정합니다.

하얀 늑대 이론의 핵심은 매 순간의 선택에 있습니다. 아침에 일어나서 차가운 물을 마실 것인가, 따뜻한 차를 마실 것인가? 스트레스를 받는 상황에서 분노와 원망에 머물 것인가, 감사와 배움의 기회로 전환할 것인가? 이런 작은 선택들이 쌓여서 우리 몸속 두 늑대의 세력 균형을 결정합니다.

"100일이면 피가 바뀐다"는 자연치유의 원리처럼, 꾸준히 하얀 늑대에게 밥을 주다 보면 분명히 변화를 경험할 수 있습니다. 저는 매일 아침 스스로에게 묻습니다. "오늘 나는 어떤 늑대에게 밥을 줄 것인가?" "이 선택이 내 몸의 하얀 늑대에게 도움이 될까?" "지금 이 순간, 나는 감사할 것인가 원망할 것인가?"

뜨거운 몸, 따뜻한 마음

이것이 제가 하얀 늑대 이론을 통해 완성한 삶의 철학입니다. 몸을 따뜻하게 데워 정상세포가 활발하게 일할 수 있는 환경을 만들고, 마음을 따뜻하게 하여 긍정적인 에너지를 채우는 것. 이 두 가지가 조화를 이룰 때 비로소 진정한 건강과 행복을 얻을 수 있습니다.

"밥을 먹은 늑대가 이깁니다. 그런데 밥은 누가 주나요? 바로 당신 자신입니다."

이 순간에도 당신의 몸속에서는 두 마리 늑대가 경쟁하고 있습니다. 어떤 늑대에게 밥을 줄 것인지는 전적으로 당신의 선택입니다. 따뜻한 차 한 잔, 감사한 마음으로 쓰는 일기 한 줄, 몸을 이완시키는 찜질 한 번. 이런 작은 실천들이 모여서 하얀 늑대를 강하게 만들고, 결국 당신의 건강하고 행복한 삶을 만들어갑니다.

오늘, 당신은 어떤 늑대에게 밥을 주시겠습니까? 하얀 늑대에게 따뜻한 밥 한 그릇을 선물하는 것부터 시작해보세요. 그 작은 선택이 당신의 몸과 마음을, 그리고 인생 전체를 바꿔줄 것입니다. 당신의 회복은 이미 시작되었습니다.

마인드 전환

자존심보다 자존감으로, 값진 삶을 향해

"멋진 삶보다는 값진 삶을 살겠다고 다짐했습니다.
자존심은 남들의 시선을 의식하지만,
자존감은 내 안의 가치를 믿는 것입니다."

제 인생에서 가장 큰 변화는 외적인 성공이나 물질적 풍요가 아니라, 마음의 패러다임이 완전히 바뀐 것이었습니다. 과거의 저는 늘 남들과 비교하며 자존심을 지키려 애썼지만, 지금의 저는 자존감을 바탕으로 진정으로 값진 삶을 추구합니다. 이 작은 차이가 제 인생을 송두리째 바꿔놓았습니다.

자존심이라는 얇은 껍데기에 갇혔던 시절

30살 새댁이 7평짜리 매장에서 창업을 시작할 때, 저는 자존심으로 가득 차 있었습니다. 다른 경쟁업체들은 대부분 40대 후반에서 50대 사장님들이었는데, 저는 너무 어려 보였거든요. 그래서 신뢰감을 주기 위해 일부러 머리를 올리고 다녔습니다. 지금 생각하면 애처롭기도 하지만, 그때의 저는 "남들이 나를 어떻게 볼까?"만 신경 쓰며 살았습니다.

경력자 직원에게 속았을 때도 마찬가지였습니다. "이런 것도 모르세요?", "경험이 없으시니까 그런 말씀을 하시는 거예요"라는 말에 자존심이 상처받고 움츠러들었습니다. 두 차례의 유산과 전신통증, 우울증으로 고생할 때도 '왜 나만 이렇게 아플까?' '다른 사람들은 다 멀쩡한데 나만 이상한 건 아닐까?' 이런 생각들이 끊임없이 저를 괴롭혔습니다.

자존심은 종종 외부의 시선이나 조건에 의해 흔들리는 얇은 껍데기와 같습니다. 남들에게 어떻게 보이는가, 어떤 직함을 가지고 있는가, 얼마나 성공했는가와 같은 외적인 기준에 따라 오르락내리락하죠.

절망 속에서 찾은 깨달음 : 자존감이라는 단단한 뿌리

암 진단을 받았을 때, 저의 모든 자존심은 한순간에 무너졌습니다. 더 이상 '남들에게 어떻게 보일까?'를 걱정할 여유가 없었습니다. 오직 '어떻게 하면 살 수 있을까?'만 생각하게 되었죠. 그 절박한 순간에 저는 깨달았습니다. 자존심은 허상이고, 진짜 중요한 것은 자존감이라는 것을요.

자존심은 외부의 평가에 의존하지만, 자존감은 내 안에서 나오는 힘입니다. 남들이 나를 인정해줘야 유지되는 자존심과 달리, 자존감은 내가 가진 고유한 가치와 존재 자체에 대한 믿음입니다. 자존감은 단단한 뿌리처럼 어떤 시련이 와도 흔들리지 않는 내면의 힘이었습니다.

'체온이 곧 생명'이라는 진리를 깨닫고 몸을 따뜻하게 하기 시작하면서, 저는 단순히 몸의 회복뿐 아니라 마음의 회복도 경험했습니다. 몸이 따뜻해지니 마음도 편안해졌고, 자연스럽게 나 자신을 있는 그대로 받아들일 수 있게 되었습니다.

멋진 삶에서 값진 삶으로의 전환

과거의 저는 '멋진 삶'을 추구했습니다. 남들이 부러워할 만한 성공, 화려한 외모, 인정받는 지위. 이런 것들이 인생의 목표였죠. 하지만 아픔을 겪으며 깨달은 것은, 진정으로 추구해야 할 것은 '값진 삶'이라는 것이었습니다.

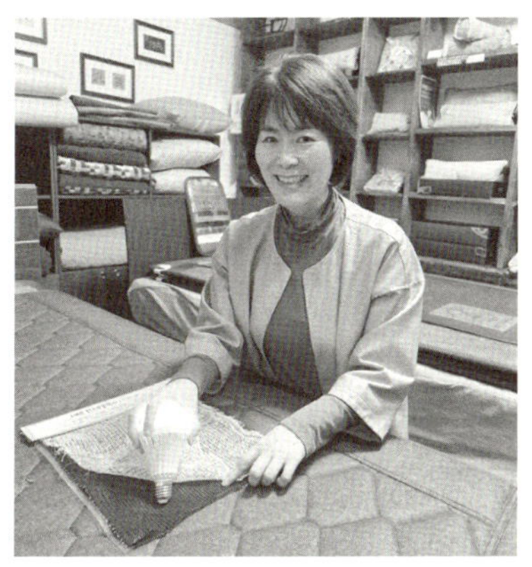

값진 브랜드를 추구하는 들꽃잠

멋진 삶은 외부의 기준으로 평가됩니다. 얼마나 많이 가졌는가, 얼마나 높은 지위에 있는가, 얼마나 많은 사람들이 인정하는가. 하지만 값진 삶은 내부의 기준으로 평가됩니다. 얼마나 의미 있는 일을 했는가, 얼마나 많은 사람들에게 도움이 되었는가, 얼마나 진정한 행복을 느꼈는가.

들꽃잠을 시작하면서 저는 확실히 알게 되었습니다. 제가 추구하는 것은 멋진 브랜드가 아니라 값진 브랜드라는 것을요. 루이비통처럼 화려하고 유명한 브랜드가 아니라, 정말로 사람들의 건강과 행복에 도움이 되는 브랜드를 만들고 싶었습니다.

자존감이 가져온 놀라운 변화들

자존감을 바탕으로 살기 시작하면서, 저의 모든 선택 기준이 바꿔었습니다.

• **제품 개발에서 :** '이 제품을 내 가족이 쓴다면?'이라는 기준으로 타협하지 않게 되었습니다. 팔찜질팩을 반영구적으로 사용할 수 있게 만든 것도, 온열매트에 전자파 없는 그래핀 소재를 사용한 것도 모두 이런 자존감에서 나온 선택들이었습니다.

• **고객 관계에서 :** 때로는 '이 제품보다는 다른 방법이 더 좋을 것 같다'며 판매를 포기하는 경우도 있습니다. 단기적으로는 손해일 수 있지만, '내가 이 고객에게 진정으로 도움이 될 수 있을까?'를 먼저 생각하게 되었습니다.

• **일의 의미에서 :** 현대 정주영 회장님처럼 매일 출근이 즐거운 이유도, 단순히 돈을 벌기 위해서가 아니라 사명감과 보람 때문입니다. 계단도 오르지 못하던 분이 3번 찜질 후 자유롭게 걸으실 때, 항암 치료 중에도 복근이 생겼다며 자랑하시는 분을 볼 때, 20년 불면증에서 벗어나 "평생 처음으로 개운하게 잤다"고 말씀하시는 분들의 후기를 들을 때의 보람이 그 어떤 멋진 성공보다 훨씬 더 값집니다.

하나님과의 관계 속에서 찾은 진정한 자존감

가장 큰 변화는 영적인 차원에서의 깨달음이었습니다. 진정한 자존감은 하나님과의 관계 속에서 발견되는 내 존재의 가치에서 나온다는 것을 깨달았습니다. 내가 하나님의 사랑받는 자녀라는 정체성을 확립하게 되면서, 남들의 평가나 인정에 의존하지 않는 흔들리지 않는 자존감을 갖게 되었습니다.

'몸은 자연으로, 마음은 하나님께로'라는 들꽃잠의 철학도 여기서 나온 것입니다. 몸의 회복은 자연의 원리를 따라 이루어지지만, 마음의 회복은 더 높은 차원, 즉 하나님과의 관계 속에서 이루어진다고 믿습니다.

값진 삶을 향한 지속적인 여정

지금도 저는 완벽하지 않습니다. 때로는 옛날 습관대로 남들과 비교하고 싶어지기도 합니다. 하지만 그럴 때마다 저는 스스로에게 물어봅니다. "지금 내가 추구하는 것이 멋진 삶인가, 값진 삶인가?"

들꽃잠의 궁극적인 꿈인 '들꽃잠 힐링마을'도 같은 철학에서 나온 것입니다. 화려하고 멋진 리조트가 아니라, 정말로 지친 현대인들이 와서 쉬고 회복할 수 있는 값진 공간을 만들고 싶습니다.

자존심보다 자존감으로, 멋진 삶보다 값진 삶으로. 이 작은 마인드 전환이 제 인생을 완전히 바꿔놓았습니다. 지금 이 글을 읽고 계신 여러분도 혹시 자존심에 사로잡혀 힘들어하고 계시다면, 한 번 생각해보시기 바랍니다.

오늘부터 거울을 보고 스스로에게 말해보세요. "나는 나 자체로 소중하고 가치 있는 존재다." 그리고 작은 일이라도 타인에게 긍정적인 영향을 미칠 수 있는 '값진' 행동을 실천해보세요. 남들과 비교하는 대신 어제의 나와 비교하고, 남들의 인정을 구하는 대신 내 양심에 떳떳한 선택을 하는 것. 이런 작은 실천들이 모여서 흔들리지 않는 자존감을 만들어갑니다.

들꽃은 화려하지 않지만 값집니다. 누가 알아주든 알아주지 않든, 자신만의 자리에서 묵묵히 아름다운 꽃을 피우니까요. 우리도 들꽃처럼, 자존감을 바탕으로 값진 삶을 살아갈 수 있습니다. 당신의 삶은 이미 값진 삶을 살기에 충분합니다.

4장

매일 실천하는 치유 루틴

따뜻한 습관들

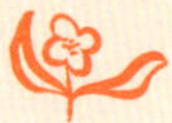

여성 건강의 비밀

좌훈음파운동기와 케겔운동 루틴

"여성의 건강은 골반에서 시작됩니다.
골반이 따뜻하고 강해야 온몸이 건강해집니다."

두 차례의 유산과 반복된 소파수술로 상처받은 자궁, 그리고 극심한 생리통과 전신통증으로 고통받던 저에게 진정한 여성 건강의 비밀을 알려준 것은 바로 골반 케어였습니다. 제가 갱년기를 단 10일 만에 극복할 수 있었던 것도, 지금 50대 중반이지만 20~30대 못지않은 활력을 유지하고 있는 것도 모두 이 비밀 덕분입니다.

골반, 여성 생명력의 핵심 중추

많은 여성들이 갱년기, 생리불순, 요실금, 성기능 저하 등을 '나이 들면서 어쩔 수 없이 겪는 일'로 받아들입니다. 하지만 저는 이런 증상들이 모두 골반 순환 장애와 골반저근 약화에서 비롯된다는 것을 깨달았습니다.

어린 시절부터 새벽 2~3시 얼음물에서 김 양식을 하며 각인된 저체온증, 두 차례 유산과 소파수술로 인한 자궁 주변 조직의 상처와 염증. 이 모든 것이 골반 전체의 순환을 나빠지게 만들었고, 차가운 하복부, 생리통, 만성 피로, 그리고 나중에 찾아온 갱년기 증상들까지 연쇄적으로 일으켰습니다. 골반은 단순히 생식기관만 담고 있는 것이 아니라, 전신 순환의 핵심 허브이자 여성 호르몬 균형의 중심지였던 것입니다.

좌훈, 천년의 지혜가 현대에 되살아나다

좌훈(坐薰)은 우리 조상들이 수천 년간 실천해온 전통적인 여성 건강 관리법입니다. 약초를 우린 따뜻한 증기로 하복부와 골반을 데우는 방법으로, 단순해 보이지만 그 효과는 과학적으로도 입증되고 있습니다.

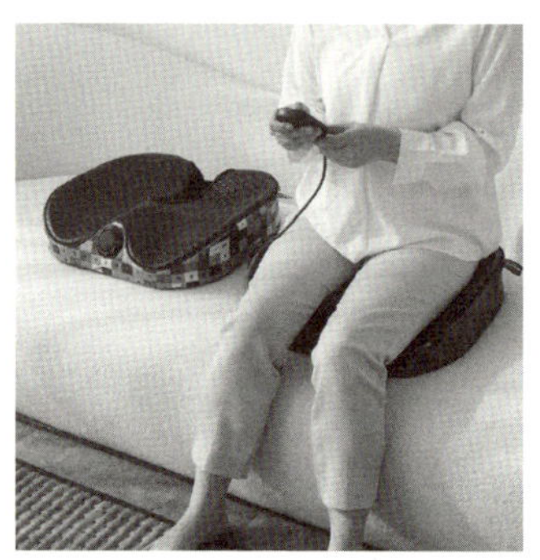

온열과 음파진동을 함께 전달하는 좌훈음파운동기

좌훈의 핵심은 심부온열 효과입니다. 체표면만 따뜻하게 하는 것이 아니라, 자궁과 난소, 그리고 골반저근까지 깊숙이 온기가 전달됩니다. 체온이 1도 올라가면 면역력은 5배 증가한다는 과학적 사실처럼, 골반이 따뜻해지면 혈액순환이 개선되고, 호르몬 분비가 정상화되며, 면역력이 증강됩니다.

저는 처음 좌훈을 시작할 때 반신반의했습니다. 하지만 단 일주일 만에 놀라운 변화를 경험했습니다. 하복부가 따뜻해지고, 생리통이 현저히 줄어들었으며, 무엇보다 전신의 컨디션이 달라졌습니다. 마치 몸 전체에 생기가 돌기 시작하는 느낌이었습니다.

좌훈음파운동기 : 전통과 과학의 완벽한 만남

들꽃잠의 좌훈음파운동기는 전통적인 좌훈에 현대 과학 기술을 접목한 혁신적인 제품입니다. 단순히 따뜻한 온열만 제공하는 것이 아니라, 특정 주파수의 음파 진동을 함께 전달합니다.

음파 진동은 세포 레벨에서 미세한 마사지 효과를 만들어냅니다.

이를 통해 혈관이 확장되고, 림프 순환이 촉진되며, 근육의 긴장이 완화됩니다. 특히 골반저근과 같이 평소 의식적으로 움직이기 어려운 깊은 근육들까지 자극하여 자연스러운 운동 효과를 제공합니다.

케겔운동과의 놀라운 시너지

케겔운동은 골반저근을 강화하는 대표적인 운동법이지만, 많은 여성들이 정확한 방법을 모르거나 꾸준히 실천하기 어려워합니다. 저는 좌훈음파운동기를 사용하면서 케겔운동을 병행했는데, 그 효과가 배가되는 것을 경험했습니다.

따뜻한 상태에서 하는 케겔운동은 차가운 상태에서 하는 것과 완전히 다릅니다. 근육이 이완되어 있어 더욱 효과적으로 수축과 이완을 반복할 수 있고, 혈액순환이 좋아진 상태에서 운동하므로 회복도 빠릅니다.

갱년기 10일 극복의 실제 루틴

갱년기 초기 증상들(열감, 식은땀, 불면증, 감정 기복)이 나타나기 시작했을 때, 저는 즉시 집중적인 골반 케어 루틴을 시작했습니다.

제 갱년기 극복 루틴

- **좌훈 준비 단계(5분)** : 편안한 자세로 앉아 따뜻한 온열을 느끼며 몸을 이완
- **케겔운동 실행(15분)** : 음파 케겔운동기에 앉아서 골반저근 운동
- **자동으로 이완, 순환, 마사지 동작**
- **스트레칭(5분)** : 누워서 골반 운동, 깊은 호흡과 함께 전신 이완

하루 3회, 각 15분씩 좌훈음파운동기를 사용하며 케겔운동을 병행했습니다. 이 과정에서 골반저근이 강화되고 하체 혈액순환이 촉진되어, 전신의 기초 체온이 자연스럽게 올라갔습니다. 여기에 1일 1찜질, 따뜻한 음식, 충분한 수면을 더해 온열 환경을 유지했죠. 놀랍게도 3일째부터 안면홍조 · 수면장애 등이 완화되기 시작했고, 10일 후에는 거의 모든 증상이 사라졌습니다. 호르몬제보다 강력한 자연 치유법이었습니다. 인위적으로 호르몬을 보충하는 것이 아니라, 제 몸이 스스로 호르몬 균형을 맞춰가는 과정이었습니다.

기적 같은 고객 변화 사례들

요실금으로 고생하던 70대 고객님은 수술로도 완전히 해결되지 않았던 문제가 3개월간의 꾸준한 좌훈과 케겔운동으로 현저히 개선되었습니다. "밤에 3~4번 화장실에 가던 것이 이제는 한 번도 안 가도 된다"며 눈물을 흘리셨습니다.

난소암으로 항암 치료 중이던 고객님은 체력이 떨어지는 상황에서도 매일 온열 찜질과 좌훈음파운동기를 활용한 케겔운동 루틴을 철저히 지키셨습니다. 그 결과 항암 중인데도 구내염 하나 없이 건강하게 지내셨고, 놀랍게도 "제가 항암중인데 복근이 생겼다"며 사진을 보여주시면서 자랑을 해주셨습니다.

흥미롭게도 좌훈음파운동기는 남성의 전립선 건강에도 탁월한 효과를 보입니다. 제 남편도 "내가 평생 욕심내지 않던 제품 중에 처음으로 욕심낸 것"이라며 매일 사용하고 있습니다.

오늘부터 시작하는 여성 건강 혁명

골반 건강은 하루아침에 이루어지지 않습니다. 하지만 꾸준히 실천하면 반드시 변화를 경험할 수 있습니다. 좌훈음파운동기가 없더라도 따뜻한 물에 앉아 있는 좌욕이나 찜질팩을 매일 사용하는 방법으로도 시작할 수 있습니다.

"근육은 8주부터 변화를 만든다"는 재활의학 원리처럼, 매일 20~30분씩 골반 케어 루틴을 실천해보세요. 좌훈으로 골반을 따뜻하게 하고, 케겔운동으로 골반저근을 강화하며, 충분한 수면으로 몸과 마음을 회복하는 이 루틴은 당신의 삶에 놀라운 변화를 가져올 것입니다.

여성의 건강은 골반에서 시작됩니다. 갱년기도, 생리통도, 요실금도 모두 극복할 수 있는 문제입니다. "나이 들면 어쩔 수 없다"는 체념 대신, "내 몸은 스스로 회복할 수 있다"는 믿음을 가지고 오늘부터 골반 케어를 시작해보세요. 당신의 골반이 건강해지면, 당신의 인생이 달라집니다. 들꽃처럼 자신만의 자리에서 아름답게 피어나는 여성으로 거듭나기 위한 첫 번째 단계, 바로 골반 건강부터 시작해보세요.

수면과 스트레칭

잠자리 운동법과 통증 예방

"몸이 굳으면 마음도 굳습니다.
하루의 마지막에 몸을 부드럽게 풀어주면,
깊은 잠과 함께 새로운 하루를 맞을 준비가 완료됩니다."

수면과 스트레칭, 치유의 완벽한 파트너십

많은 사람들이 수면과 스트레칭을 별개의 것으로 생각하지만, 실제로는 서로 상호작용하는 완벽한 파트너십입니다. 우리 몸은 잠자는 동안 낮에 손상된 세포를 복구하고, 에너지를 재충전하며, 면역 체계를 강화합니다. 뇌는 과부하된 정보를 정리하고, 스트레스 호르몬 수치를 낮춰 심리적 안정을 되찾습니다.

과학적으로 입증된 수면의 치유 효과

- **성장호르몬 분비 최적화**: 깊은 잠 동안 분비되는 성장호르몬이 근육 회복과 재생을 촉진합니다;
- **코르티솔 수치 감소**: 스트레스 호르몬인 코르티솔이 낮아지면서 염증 반응이 줄어듭니다.
- **면역세포 활성화**: 충분한 수면은 면역력을 30% 이상 향상시킵니다.

반대로 몸이 경직되어 있으면 숙면을 취하기 어렵고, 잠이 부족하면 근육의 긴장이 더욱 심해지는 악순환이 반복됩니다. 제가 불면증과 전신통증에 시달릴 때 깨달은 핵심은, 하루 종일 쌓인 근육의 긴장을 잠들기 전에 완전히 풀어주는 것이 숙면의 열쇠라는 사실이었습니다.

잠자리 스트레칭의 과학적 원리

잠들기 전 스트레칭이 효과적인 이유는 부교감신경 활성화 때문입니다. 근육을 천천히 늘리고 이완시키는 동작은 자율신경계에 '휴식 모드'로 전환하라는 신호를 보냅니다. 이때 스트레스 호르몬인 코르티솔 분비는 감소하고, 대신 멜라토닌과 같은 수면 호르몬 분비가 증가합니다.

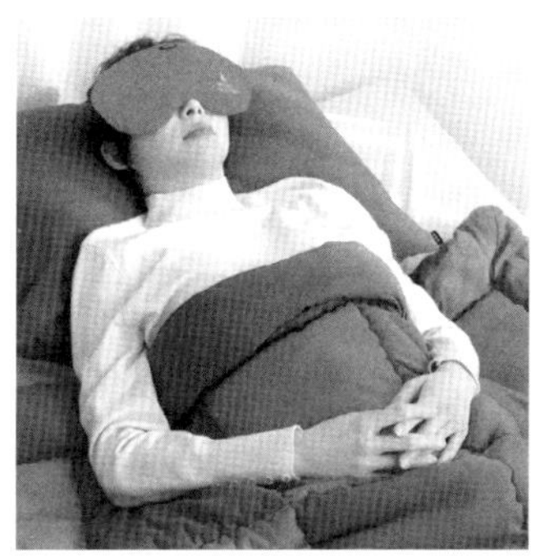
근육의 긴장을 풀어주는 것이 숙면의 열쇠

또한 스트레칭은 혈액순환을 개선하여 근육에 쌓인 젖산과 노폐물을 제거합니다. 하루 종일 중력에 맞서 일한 근육들이 마침내 휴식을 취할 수 있게 되는 것입니다. 유연한 몸은 통증을 예방할 뿐만 아니라, 부상 위험을 줄이고, 혈액순환을 원활하게 하여 몸 전체에 활력을 불어넣습니다.

박희연식 잠자리 스트레칭 - 총 10분 루틴

20년 넘게 실천하며 완성한 저만의 잠자리 스트레칭 루틴을 소개합니다. 침대에서 바로 할 수 있는 간단한 동작들로 구성되어 누구나 쉽게 따라 할 수 있습니다.

1단계 : 목 · 어깨 해방(3분)

❶ 목 돌리기 - 1분

천천히 오른쪽 3회, 왼쪽 3회.
속으로 "내 목아, 하루 종일 고생했구나"라고 말하며 감사하기.

❷ 어깨 으쓱 - 1분

어깨를 귀까지 최대한 올리고 5초 유지 → 6~8회 반복.
힘을 빼며 스트레스도 함께 내려놓는다고 상상하기.

❸ 목 옆 늘이기 - 1분(좌우 각 30초)

오른손으로 머리를 감싸 왼쪽으로 천천히 당겨 목 옆면 스트레칭.
반대편도 동일하게 실시.

2단계 : 허리 · 하체 이완(3분)

❶ 무릎 가슴 당기기 - 1분 30초(좌우 번갈아)

한쪽 무릎을 가슴 쪽으로 끌어안아 허리 전체를 둥글게 말기.
척추 사이사이가 늘어나는 느낌을 느끼기.

❷ 척추 비틀기 - 좌우 각 45초

양팔을 옆으로 벌리고 무릎을 반대쪽으로 넘겨 부드럽게 비틀기.
시선은 무릎과 반대 방향.

3단계 : 전신 통합 이완(4분)

❶ 전신 늘리기 - 1분(10초 유지×5회)

숨을 들이마시며 양손끝과 발끝을 서로 멀리 보내기.
척추 · 옆구리 · 어깨 · 종아리까지 길게 늘려 전신 이완.

❷ 무릎 좌우 흔들기 - 1분 30초(10~12회)

무릎을 세운 채 좌우로 부드럽게 흔들어 허리 · 골반 근육 이완.
호흡과 함께 몸을 풀어 부교감신경 활성화.

❸ 복식호흡 - 1분 30초(10회)

배가 부드럽게 올라갔다 내려가는 호흡에 집중.
몸과 마음을 완전한 이완 상태로 만들기.

온열매트와 스트레칭의 시너지 효과

몸이 따뜻한 상태에서 하는 스트레칭은 차갑고 경직된 상태에서 준비 없이 하는 스트레칭과는 비교할 수 없을 만큼 효과적입니다. 온열매트 위에서 몸을 충분히 데운 후 스트레칭을 하면, 근육이 이미 이완되어 있어 부상 위험 없이 더 깊은 스트레칭이 가능합니다.

저는 매일 저녁 온열매트 위에서 20분간 몸을 데운 후, 그 상태에서 바로 잠자리 스트레칭을 실시합니다. 이렇게 하면 스트레칭 효과가 2배 이상 증가하며, 그날 밤 수면의 질도 현저히 달라집니다. 따뜻한 몸은 혈관을 확장시켜 영양분과 산소 공급을 원활하게 하고, 동시에 노폐물 배출도 촉진합니다.

몸과 마음을 연결하는 치유의 시간

스트레칭은 단순히 근육을 늘리는 것을 넘어, 몸과 마음을 연결하는 중요한 통로입니다. 동작에 집중하며 호흡을 조절하다 보면, 자연스럽게 마음속의 잡념과 긴장이 사라지고 온전히 현재의 자신에게 몰입하게 됩니다.

저는 이 시간을 '나를 위한 선물 같은 시간'이라고 생각합니다. 하루 종일 열심히 일한 몸에게 "고생했어, 이제 편히 쉬어"라고 말하며 감사의 마음으로 스트레칭을 합니다. 이는 하얀 늑대에게 밥을 주는 시간이기도 합니다. 따뜻함과 이완, 감사의 마음이 정상세포를 활성화하고 면역력을 높여주니까요.

통증 예방 : 치료보다 예방이 우선

과거의 저처럼 이미 심각한 통증이 발생한 후에는 회복하는 데 오랜 시간이 걸립니다. 하지만 매일 조금씩 예방적 스트레칭을 실시하면 통증이 발생하기 전에 미리 차단할 수 있습니다.

특히 허리 통증과 목 어깨 통증은 '현대인의 대표적인 만성 질환'으로, 대부분 잘못된 자세와 근육 불균형에서 비롯됩니다. 하루 10분의 잠자리 스트레칭만으로도 이런 문제들을 충분히 예방할 수 있습니다.

수면의 골든타임 : 잠들기 전 30분

수면 전문가들은 잠들기 전 30분을 '골든타임'이라고 부릅니다. 이 시간을 어떻게 보내느냐에 따라 그날 밤 수면의 질이 결정되기 때문입니다. 스마트폰을 보거나 자극적인 영상을 시청하는 대신, 부드러운 스트레칭과 명상으로 몸과 마음을 수면 모드로 전환시키는 것이 중요합니다.

실제 경험한 변화들

고객분들의 후기도 인상적입니다. 40년간 교통사고 후유증으로 고생하던 분이 잠자리 스트레칭과 온열 케어를 병행하면서 "새로운 인생을 살게 되었다"고 말씀하시고, 만성 요통으로 고생하던 분들이 "아침에 일어나는 것이 두렵지 않다"고 감사 인사를 전해오십니다. 20년간 불면증에 시달리던 분이 "평생 처음으로 개운함을 느꼈다"고 후기를 주실 때, 이 작은 습관의 위력을 다시 한 번 실감했습니다.

오늘 밤부터 시작하는 새로운 습관

복잡할 필요가 없습니다. 오늘 밤, 잠들기 전 딱 10분만 투자해보세요. 목과 어깨를 천천히 돌리고, 무릎을 가슴으로 당기며, 깊게 숨을 쉬어보세요. 그리고 하루 동안 고생한 몸에게 감사의 마음을 전해보세요.

"몸이 편안해야 마음도 편안합니다." 잠자리 스트레칭은 단순히 근육을 늘이는 것이 아니라, 하루의 스트레스를 정리하고 내일을 준비하는 소중한 의식입니다. 이 작은 습관이 당신의 수면을 혁신하고, 통증 없는 건강한 삶으로 안내할 것입니다.

수면은 단순한 휴식이 아니라 회복과 재생의 시간입니다. 그 소중한 시간을 위해 몸을 준비시키는 것, 그것이 바로 잠자리 스트레칭의 진정한 의미입니다. 오늘부터 당신만의 잠자리 루틴을 만들어 보세요. 당신의 몸이 고마워할 것이고, 들꽃처럼 자신만의 자리에서 아름답게 피어나는 건강한 삶을 선물 받게 될 것입니다.

부위별 맞춤 찜질

배, 눈, 귀, 어깨 등 각 부위별 관리법

"어머니가 재래시장에서 가르쳐주신
'소분 판매'의 지혜가 들꽃잠 50종 찜질팩의 시작이었습니다.
고객이 필요한 만큼만, 몸이 원하는 곳에만
정확한 온기를 전달하는 것이 진정한 치유의 시작입니다."

제가 50종이 넘는 다양한 찜질팩을 개발하게 된 배경에는 어머니의 소중한 가르침이 있었습니다. "고객이 필요한 만큼만 사가야 음식이 남지 않고, 남지 않아야 또 사러 온다"는 어머니의 장사 철학처럼, 우리 몸의 각 부위도 저마다 다른 필요와 특성을 가지고 있다는 것을 깨달았습니다. 전신을 한꺼번에 데우는 것도 좋지만, 때로는 아픈 곳에 정확히 맞는 온기를 전달하는 것이 더 효과적입니다.

몸이 보내는 신호를 읽는 지혜

우리 몸은 매 순간 다양한 신호를 보냅니다. 목이 뻣뻣하다, 눈이 피곤하다, 배가 차갑다, 어깨가 무겁다… 이런 신호들을 그냥 지나치지 말고 그 부위에 맞는 따뜻한 관심을 보여주는 것이 부위별 맞춤 찜질의 핵심입니다. 마치 정원사가 각각의 꽃에게 필요한 만큼의 물과 햇빛을 주듯, 우리 몸의 각 부위에도 맞춤형 온기를 선물해야 합니다.

• **배 찜질 – 생명력의 중심을 깨우다** : 배는 우리 몸의 생명력 저장고입니다. 동양의학에서 단전이라 부르는 배꼽 아래 부분은 모든 에너지의 근원지이며, 서양의학적으로도 면역세포의 70%가 집중된 '제2의 뇌'입니다. 두 차례의 유산과 극심한 생리통으로 고생하던 저에게 배 찜질은 생명의 온기를 되찾아준 첫 번째 열쇠였습니다.

차가운 배는 소화불량, 변비, 생리통의 주범입니다. 하지만 배를 따뜻하게 데우면 놀라운 변화가 시작됩니다. 위장 운동이 활발해져 소화가 개선되고, 자궁과 난소 주변 혈액순환이 좋아져 생리통이 완화됩니다. 무엇보다 장내 면역세포가 활성화되어 전신 면역력이 향상됩니다.

실천법 : 식후 1시간 이후, 배꼽 중심으로 20~30분간 찜질하며 복식호흡

을 병행합니다. 저는 매일 아침 배 찜질로 하루를 시작하는데, 이때 하루 계획을 세우거나 기도를 하며 몸과 마음을 함께 데웁니다.

• **눈 찜질 – 현대인의 지친 창에 휴식을 :** 하루 종일 컴퓨터와 스마트폰을 보는 현대인들에게 눈 찜질은 선택이 아닌 필수가 되었습니다. 눈의 피로는 단순히 시력 문제가 아니라 두통, 목 어깨 통증, 전신 피로까지 연쇄적으로 유발합니다. 밤늦게까지 일하는 저에게 눈 찜질은 하루의 마무리 의식과 같습니다.

따뜻한 온기가 눈 주변 미세혈관을 확장시켜 혈액순환을 개선하고, 마이봄샘의 기능을 정상화하여 안구건조증을 완화합니다. 무엇보다 눈이 따뜻해지면 뇌까지 온기가 퍼져 멜라토닌 분비가 촉진되어 자연스럽게 잠이 옵니다.

실천법 : 잠들기 30분 전, 눈을 감고 10~15분간 실시합니다. 너무 뜨거우면 화상 위험이 있으니 적절한 온도 유지가 중요하며, 조용한 음악이나 명상을 함께 하면 더욱 효과적입니다.

• **귀 찜질 – 몸의 축소판을 따뜻하게 :** 귀는 '축소된 인체'라고 불릴 만큼 수많은 경혈점이 모여 있습니다. 단순히 듣는 기관이 아니

라 평형감각을 담당하고, 뇌와 직접 연결된 중요한 부위입니다.

비염과 축농증으로 고생하시던 고객님들께 귀 찜질을 적용했을 때, "귀가 따뜻해지니까 코막힘이 뚫리고, 두통까지 가라앉았다"며 놀라운 변화를 말씀해 주시는 사례가 많았습니다.

귀 주변에는 림프절이 많아 온기가 닿으면 면역세포가 활성화되고, 혈액순환 개선으로 이명 증상이 완화됩니다. 또한 측두부 근육의 긴장이 풀리면서 편두통 예방 효과도 있습니다.

실천법 : U자형 찜질팩으로 귀 전체를 감싸며 15~20분간 실시합니다. 감기나 비염 증상이 있을 때는 하루 2~3회 반복하면 효과적입니다. 찜질 중 귀 주변을 가볍게 마사지하면 경혈 자극 효과가 배가됩니다.

• **어깨 찜질 – 현대인의 무거운 짐을 덜어내다 :** 30살에 목을 제대로 돌릴 수 없어 병원에 입원했던 그 절망적인 경험을 떠올리면, 어깨 찜질은 단순한 관리가 아니라 생존의 문제였습니다. 어깨는 현대인의 스트레스가 가장 먼저 쌓이는 부위이며, 돌덩이처럼 굳은 어깨는 삶의 질을 현저히 떨어뜨립니다.

지금은 어깨 찜질팩을 달고 살 정도로 일상화되어 있고, 덕분에 과거의 극심한 통증은 기억 속으로 사라졌습니다. 승모근과 견갑거근의 긴장이 풀리면서 어깨가 자연스럽게 내려오고, 경직된 근육 사이로 혈액과 림프액이 원활하게 흐르게 됩니다.

실천법 : 목과 어깨 전체를 감쌀 수 있는 무게감 있는 찜질팩으로 20~30분간 실시합니다. 찜질 후 가벼운 어깨 돌리기 운동을 함께 하면 더욱 효과적입니다. 업무 중간중간 5분씩이라도 어깨를 데워주면 통증 예방에 큰 도움이 됩니다.

• **발 찜질 – 제2의 심장을 깨우다** : '머리는 차갑게, 발은 따뜻하게'라는 말처럼 발은 우리 몸의 뿌리와 같습니다. 심장에서 가장 멀리 떨어져 있어 혈액순환이 어려운 부위이며, 발이 차가우면 전신 체온이 떨어지고 순환계에 부담을 줍니다. 발에는 전신의 반사구가 모여 있어 발 찜질만으로도 전신 건강 관리가 가능합니다.

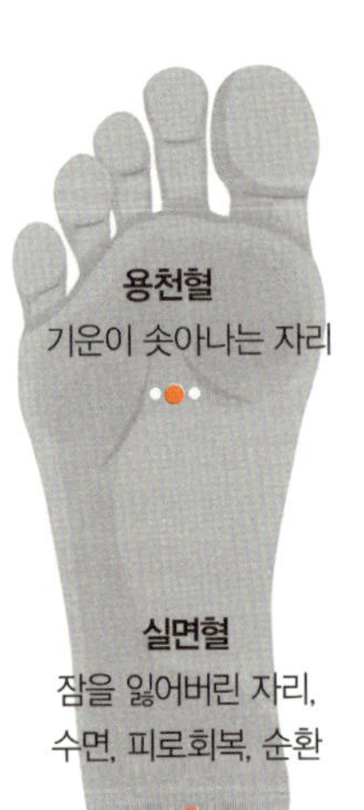

특히 불면증이나 스트레스가 심한 분들에게는 발 찜질이 천연 수면제 역할을 합니다. 발이 따뜻해지면 체온 조절 중추가 수면 모드로 전환되어 자연스럽게 깊은 잠에 빠질 수 있습니다.

실천법 : 족욕이나 발 전용 찜질팩을 활용하여 15~20분간 실시합니다. 발바닥 지압점을 가볍게 마사지하며

찜질하면 더욱 효과적이며, 잠들기 1시간 전에 하면 숙면에 큰 도움이 됩니다.

복합 케어의 시너지 효과

각 부위별 찜질은 개별적으로도 효과가 있지만, 상황에 맞게 조합하면 시너지 효과를 얻을 수 있습니다. 예를 들어, 감기 기운이 있을 때는 귀 → 목 → 가슴 순으로, 소화불량이 있을 때는 배 → 등 → 발 순으로 찜질하면 더욱 효과적입니다. 아침에는 배와 어깨로 몸을 깨우고, 저녁에는 눈과 발로 하루의 피로를 풀어주는 나만의 찜질 루틴을 만드는 것이 중요합니다.

몸과 나누는 따뜻한 대화

부위별 맞춤 찜질은 단순한 건강 관리법이 아닙니다. 우리 몸과 나누는 따뜻한 대화입니다. 하루 종일 고생한 몸에게 "고마웠어, 이제 편히 쉬어"라고 말하며 감사의 마음으로 온기를 전달하는 것. 이는 하얀 늑대에게 밥을 주는 시간이기도 합니다.

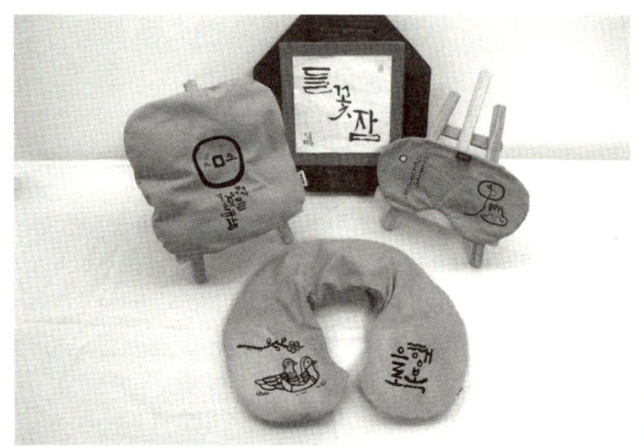

부위별 맞춤 찜질은
몸과 나누는 따뜻한 대화

지금도 저는 상황에 따라 다른 부위 찜질을 선택합니다. 업무가 많은 날에는 눈 찜질을, 소화가 안 될 때는 배 찜질을, 스트레스가 심할 때는 발 찜질을 합니다. 새벽부터 밤늦게까지 쉼 없이 일하지만, 이렇게 찜질로 매일매일 몸을 돌보는 것이 제가 활기차게 일상을 이어가는 건강 비결이에요. 그 순간 순간 몸이 보내는 신호를 정확히 읽고, 필요한 부위에 적절한 온기를 전달하는 것이 진정한 셀프케어의 시작입니다.

회복은 거창한 변화가 아닌, 매일의 작은 습관에서 시작됩니다. 오늘부터 몸이 보내는 신호에 따라, 필요한 부위에 따뜻한 열을 채워보세요. 눈 위, 배 위, 발바닥 위 당신의 손길이 닿는 곳마다 회복이 피어날 거예요. 들꽃처럼 자신만의 자리에서 조용히 피어나는 삶, 그 첫걸음을 지금, 찜질로 시작해보세요.

갱년기 10일 극복법

호르몬제보다 강력한 자연 치유법

"갱년기는 여성에게 찾아오는 자연스러운 변화입니다.
하지만 이 시기가 반드시 고통스러워야 할 필요는 없습니다.
내 몸의 회복력을 믿고, 적절한 방식으로 돌본다면,
갱년기는 오히려 새로운 활력을 얻는 전환점이 될 수 있습니다."

50대 초반, 제게도 갱년기 증상들이 찾아오기 시작했습니다. 수시로 밀려오는 열감과 식은땀, 이유 없는 불면증, 감정 기복으로 인한 우울감, 그리고 전신을 덮는 알 수 없는 통증과 피로감까지. '이제는 정말 끝인가' 싶을 정도로, 더는 일을 할 수 없을 것 같은 절망감이 밀려왔습니다.

어느 날은 저녁 식사 자리에서 남편과 딸과 함께 밥을 먹다가 제가 요즘 많이 힘들다고, 갱년기 증상 때문에 너무 지친다고 말하던 중 눈물이 그냥… 주르르 흘러내리더라고요. 그 자리에서 "나, 아무래도 이제는 일을 못할 것 같아…"라는 말이 저도 모르게 툭 튀어나왔고, 스스로도 '내가 지금 이렇게 무너져 있구나'를 실감했습니다.

주변 친구들은 호르몬 치료와 수면제를 복용 중이었고, 저에게도 "갱년기는 그냥 병이야. 약 먹어야 해. 버티지 마" 하며 진지하게 권했어요. 그 말들이 틀린 건 아니었지만, 저는 쉽게 마음이 가지 않았습니다. 왜냐하면… 저는 20여 년 동안 힐링 일을 하면서, 호르몬제나 수면제를 쓰지 않고도 회복된 분들을 정말 많이 봐왔습니다. 그런 경험이 제 안에 확신이 되었어요. 그래서 저 역시, 내 몸의 자연치유력을 믿고 스스로 회복할 수 있도록 나 자신을 돌보고 싶었습니다.

갱년기, 몸이 보내는 신호에 귀 기울이다

갱년기는 난소 기능이 저하되면서 여성 호르몬 분비가 감소하는 시기입니다. 이는 자연스러운 노화 과정의 일부이지만, 문제는 그 과정에서 나타나는 다양한 증상들이 삶의 질을 현저히 떨어뜨린다는 것입니다. 저는 이 증상들을 단순히 호르몬 부족으로 인한 현상으로만 보지 않았습니다. 오히려 '몸이 보내는 중요한 신호'라고 해석했습니다.

오랜 시간 몸을 연구하며 저는 '차가운 몸'이 모든 문제의 근원이라는 것을 깨달았습니다. 어린 시절부터 익숙했던 저체온증은 면역력 저하와 순환 장애를 불러왔고, 이는 여성 호르몬의 불균형에도 영향을 미쳤을 것이라고 생각했습니다. 갱년기 증상 역시 몸의 전반적인 순환과 체온 조절 기능이 약해지면서 나타나는 현상이라고 확신했습니다.

10일간의 집중 루틴 : 몸을 데우고 순환을 깨우다

저는 제 몸의 지혜를 믿고, 그동안 쌓아온 '따뜻함, 수면, 순환, 스트레칭'이라는 치유의 4대 원칙을 갱년기 극복에 집중적으로 적용했습니다. 특히 골반 전체의 온도를 높이고 순환을 개선하는 데 모든 역량을 쏟아부었습니다.

• **심부온열의 힘(온열매트+ 팥찜질팩)** : 가장 먼저 몸 전체의 체온을 끌어올리는 데 집중했습니다. 전자파 없는 온열매트를 사용하여 밤에는 깊은 잠을 유도하고, 낮에는 몸의 중심인 배와 허리, 그리고 하복부에 팥찜질팩을 올려 심부 온도를 높였습니다. 몸속 깊은 곳까지 온기가 전달되면서 혈액순환이 개선되고, 땀이 나면서 노폐물 배출이 원활해지는 것을 느꼈습니다. 찜질은 단순히 몸을 데우는 것을

넘어, 혈액순환을 촉진하고 신진대사를 활성화하여 몸의 자정 능력을 끌어올리는 핵심이었습니다.

• **골반 순환의 핵심**(**좌훈음파운동기**) : 갱년기 여성에게 가장 중요한 부위는 바로 골반입니다. 저는 매일 좌훈음파운동기를 활용하여 골반 전체를 따뜻하게 하고 음파 진동으로 혈액순환을 극대화했습니다. 따뜻한 온기가 하복부에 직접 닿아 자궁과 난소 주변의 혈류를 개선하고, 음파 진동이 골반저근을 미세하게 자극하여 자율적인 움직임을 유도했습니다. 이 루틴은 호르몬 분비의 균형을 되찾는 데 결정적인 역할을 했습니다.

• **골반저근 강화**(**케겔운동 병행**) : 좌훈음파운동기를 사용하는 동안 케겔운동을 꾸준히 병행했습니다. 따뜻한 온기 속에서 근육이 이완된 상태로 케겔운동을 하니, 평소보다 훨씬 효과적으로 골반저근을 수축하고 이완할 수 있었습니다. 이는 요실금 예방뿐만 아니라, 골반 주변의 기혈 순환을 촉진하여 전반적인 하복부 건강을 개선하는 데 큰 도움이 되었습니다.

• **몸의 유연성 확보**(**잠자리 스트레칭**) : 잠들기 전 에는 허리와 하체를 중심으로 하는 잠자리 스트레칭을 잊지 않았습니다. 몸이 유연해지면 혈액순환이 더욱 원활해지고, 몸의 긴장이 풀려 숙면을 취하는

데 도움이 됩니다. 특히 갱년기에는 관절 통증이나 근육통이 동반되는 경우가 많은데, 스트레칭은 이런 통증을 완화하고 몸의 활력을 되찾는 데 필수적이었습니다.

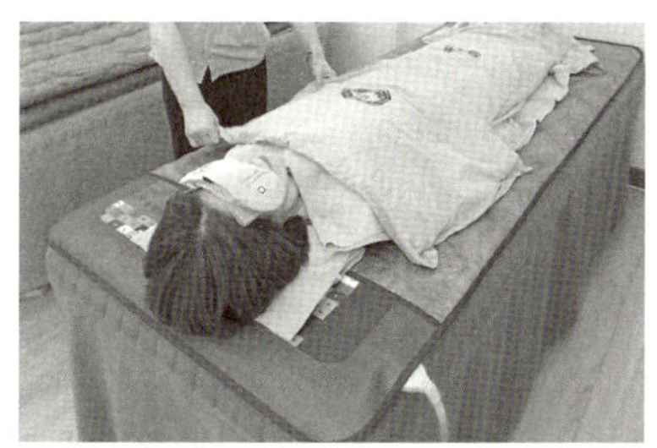
갱년기 증상은 차가운 몸이 문제의 근원

• **내 몸에 맞는 영양 공급(따뜻한 음식과 차) :** 몸을 데우는 자연식품 위주로 식단을 조절하고, 따뜻한 차를 자주 마셨습니다. 차가운 음료나 인스턴트 식품은 최대한 피하고, 제철 채소와 과일, 통곡물 위주의 식단으로 몸속부터 따뜻하게 채웠습니다.

놀라운 결과 : 10일 만의 기적

이 모든 루틴을 하루 3회, 각 30분씩 집중적으로 실천했습니다. 그리고 놀랍게도 3일째부터 열감과 식은땀이 줄어들기 시작했고, 5일째부터는 잠을 깊게 자기 시작했습니다. 10일 후에는 갱년기 증상들이 거의 사라졌습니다. 불면증, 열감, 피로감, 감정 기복 모두 현저히 개선되었고, 마치 몸속에 새로운 활력이 솟아나는 듯한 느낌을 받았습니다.

이것은 단순히 호르몬을 외부에서 주입하여 증상을 억누르는 것이 아니었습니다. 제 몸이 스스로 호르몬 균형을 맞춰가고, 체온 조절 능력을 되찾아가는 과정이었습니다. 호르몬제보다 강력한, 그리고 부작용 없는 자연 치유의 힘을 온몸으로 체험한 순간이었습니다.

갱년기는 끝이 아닌 새로운 시작

이 경험을 통해 저는 갱년기가 여성에게 찾아오는 '위기'가 아니라 '기회'라는 것을 확신했습니다. 내 몸에 더 깊이 귀 기울이고, 그동안 소홀했던 건강을 되돌아보는 소중한 시간이었던 것입니다. 갱년기를 자연적인 치유법으로 극복하면서, 저는 몸에 대한 자신감과 함께 삶에 대한 새로운 활력을 얻었습니다.

제가 갱년기 증상을 가장 심하게 느꼈던 시기는 6월 말에서 7월 초, 한여름의 무더위가 절정일 때였습니다. 많은 분들이 "그 더운 날 찜질이요?"라고 놀라시겠지만, 바로 그 시기에 저는 하루 두세 번씩 찜질을 실천했고, 몸의 중심 체온을 회복시키면서 조금씩 증상이 완화되기 시작했어요. 그 무렵, 저는 유튜브 촬영도 열정적으로 병행하고 있었습니다.

사실 몸이 제일 힘들던 시기였지만, 찜질 덕분에 오히려 에너지가 살아나고, 회복의 과정을 영상으로 나누는 데 큰 힘이 되었습니다. 이후로도 저는 이 루틴을 꾸준히 유지하고 있습니다. 갱년기 증상 완화뿐만 아니라, 전반적인 건강 유지에도 큰 도움이 되고 있어요. 지금 저는 50대 중반이지만, 20~30대 못지않은 체력과 활력으로 매일 새로운 일에 도전하고 있습니다.

당신도 할 수 있습니다 : 오늘부터 시작하는 갱년기 극복 루틴

'나이 들면 어쩔 수 없다'는 체념 대신, '내 몸은 스스로 회복할 수 있다'는 믿음을 가지세요. 제 경험을 통해 많은 분들이 갱년기를 더 이상 두려워하지 않고, 오히려 건강한 삶으로 나아가는 계기로 삼으시기를 바랍니다.

좌훈음파운동기가 없더라도, 따뜻한 찜질팩을 깔고 앉아서 좌욕 찜질과, 규칙적인 케겔운동, 그리고 1일 1찜질만으로도 충분히 시작할 수 있습니다. 중요한 것은 꾸준함과 믿음입니다.

매일 조금씩이라도 몸을 따뜻하게 하고, 순환을 개선하며, 충분한 수면을 취하고, 몸을 유연하게 하는 습관을 실천해보세요. 당신의 몸은 당신이 생각하는 것보다 훨씬 더 강력한 회복력을 가지고 있습니다.

갱년기는 삶을 멈추게 하는 시간이 아니라, 몸이 새로운 균형을 찾고, 삶을 다시 정리해가는 자연스러운 전환점입니다. 호르몬제에 의존하기 전에, 지금 내 몸에서 어떤 변화가 일어나고 있는지 먼저 들여다보세요. 이 시기는 당신을 약하게 만드는 시간이 아니라, 더 강하고 지혜로운 당신으로 성장해가는 시간이 될 수 있습니다. 당신의 건강한 변화를 응원합니다.

철통 면역력 강화법

비염, 코로나도 이긴 우리 집의 따뜻한 비밀

감기, 코로나 : 바이러스에 끄떡없는 몸 만들기

"그 시절, 모두가 코로나에 걸릴까 걱정했지만… 저는 단 한 번도 걸리지 않았어요."

저는 원래 어릴 때부터 감기에 잘 걸리는 약한 체질이었어요. 목감기, 코감기, 몸살감기가 릴레이처럼 이어졌고, 한 번 감기에 걸리면 며칠은 앓아눕는 게 일상이었죠.

하지만 놀랍게도, 그 잦던 감기도 몸을 따뜻하게 돌보기 시작한 이후로는 거의 걸리지 않게 되었어요. 특히 코로나 시기에도 주변에서 확진자가 속출했지만 저는 단 한 번도 감염되지 않았습니다. 아마도 이건, 제 몸의 면역 시스템이 스스로 방어할 수 있는 힘을 회복했기 때문이 아닐까요?

우리는 체온이 1도 떨어지면 면역력이 30%나 감소한다는 말을 자주 듣습니다. 감기든 코로나든, 결국 면역력이 회복의 열쇠입니다. 그리고 그 면역력을 키우는 가장 쉽고도 확실한 방법은 몸을 따뜻하게 지키는 것입니다. 바이러스는 차가운 몸을 좋아하지만, 따뜻한 몸에서는 힘을 쓰지 못합니다. 온열은 면역력을 지키는 가장 강력한 자연 방어법입니다.

실천법

- **전신찜질** : 일주일에 2~3번 이상 20분 정도 꼭 전신찜질
- **효과** : 체온 상승, 림프 순환, 면역세포 활성화 → 전반적인 방어력 강화, 몸 전체를 따뜻하게 데워주는 것만으로도 면역력이 확 달라집니다.
- **국소부위 찜질:** 매일 10~20분씩 복부, 발, 등, 어깨, 발을 중심으로 찜질
- **복부** : 면역력의 핵심인 장 건강 회복 + 간 해독력 강화 → 염증 대응력 향상
- **발** : 머리의 열을 내려주고, 하체에 온기를 주어 전신 순환 개선
- **등 · 폐 주변** : 폐 기능 강화, 자율신경 안정, 기침 · 가래 완화
- **목뒤 · 어깨** : 림프절과 면역 경로 활성화 → 감기 초기 진압

인체의 이 부위들은 면역력과 순환에 가장 중요한 핵심 포인트입니다.

저는 지금도 매일 찜질하고 따뜻한 습관을 지키고 있습니다. 면역력은 하루아침에 생기지 않습니다. 증상 전 · 중 · 후에도 온열은 계속해야 합니다. 작은 실천이 바이러스에 강한 몸을 만듭니다.

비염, 축농증 : 숨 쉬는 게 편해지는 날

약이 떨어지기 전에 또 병원에 가야 했습니다. 환절기만 되면 콧물, 재채기, 코막힘이 이어졌고, 아이들은 밤마다 숨을 제대로 쉬지 못해 깊은 잠을 이루지 못했습니다.

스프레이, 항생제… 증상은 잠시 가라앉았다가 다시 도지기를 반복했어요. 그 모습을 보는 게 정말 마음이 아프고 힘들었습니다. 그래서 몸을 공부하기 시작했습니다. 그리고 알게 됐어요. 낮은 체온과 차가운 몸이 호흡기 면역을 무너뜨린다는 사실을요.

• **코 점막은 외부 자극에 가장 먼저 노출되는 자리** : 몸이 따뜻해야 바이러스와 알레르기에 저항할 수 있다는 것도 그때 알게 됐습니다. 아이들 몸을 따뜻하게 해주기 시작한 건 그때부터였습니다.

부위별 온열법 : 호흡기 건강의 핵심

특히 비염, 축농증과 같은 호흡기 질환에는 특정 부위를 집중적으로 따뜻하게 하는 것이 매우 효과적입니다.

• **코와 부비동 찜질 – 막힌 숨통을 뚫다 :** 아이들이 숨쉬기 어려워 괴로워할 때, 가장 효과적이었던 방법입니다. 부비동과 코 주변을 따뜻하게 해주면 부기가 빠지고 분비물 배출이 원활해지면서"코가 시원해졌어요!"라는 말을 스스로 하게 됩니다. → 팥찜질팩이나 따뜻한 수건을 부비동(미간 · 콧등)에 10~15분 얹기+ 심호흡

• **귀 찜질 – 머리 전체의 순환을 돕다 :** 귀 주변은 림프절이 많고 뇌와도 연결되어 있어 따뜻하게 해주면 면역 순환이 눈에 띄게 좋아집니다. → U자형 찜질팩으로 귀 전체 감싸기15~20분

• **목과 어깨 찜질 – 면역의 통로를 열다 :** 편도선 · 림프절이 집중된 부위로, 감기 초기에 이곳을 따뜻하게 해주면 기운이 금방 올라오는 걸 느낍니다.→ 목 · 어깨 찜질 20~30분+가벼운 스트레칭

• **가슴과 등 찜질 – 폐와 기관지를 지키다 :** 기침, 가래, 숨 가쁨이 있을 때 특히 효과적이었던 부위입니다. 등을 따뜻하게 하면 자율신

경계가 안정되면서 회복 속도가 훨씬 빨라집니다. → 온열매트나 찜질팩으로 20~30분 편안한 휴식

• **발 찜질 – '두한족열'로 열 순환을 잡다 :** 몸의 열기를 아래로 내려 전신 순환을 돕는 핵심 포인트. 아이들도 잠들기 전 발 찜질을 하면 코막힘이 덜하다고 말하곤 했습니다. → 족욕 or 발 전용 찜질팩 15~20분(취침 1시간 전 추천)

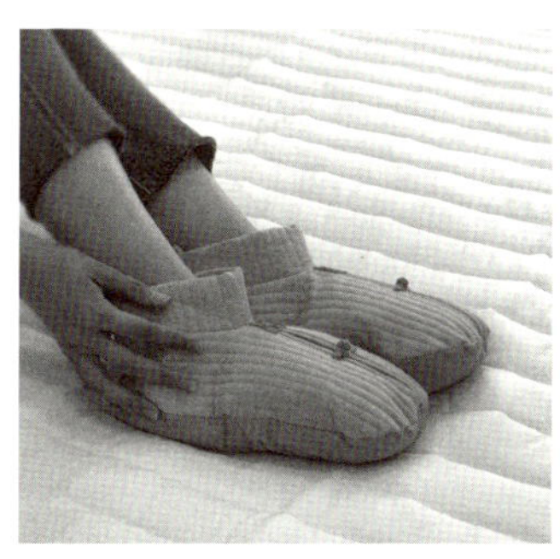

두한족열로 열 순환 개선

예전엔 계절만 바뀌어도 감기와 비염이 반복됐지만, 지금은 웬만한 환경 변화에도 몸이 쉽게 흔들리지 않아요. 온열습관 덕분에 감기는 빨리 지나가고, 비염과 아토피로 고생하던 아이들도 이제는 모두 건강한 어른이 되어, 자기의 길을 씩씩하게 살아가고 있어요.

몸은 정직합니다. 돌본 만큼 반드시 회복으로 응답해줍니다. 이건 우리 가족만의 이야기가 아닙니다. 수많은 들꽃잠 고객님들이 같은 변화를 경험하고 계세요. 복잡한 치료가 아닌, 몸을 따뜻하게 해주는 것, 그게 시작이었습니다.

면역력을 높이기 위해 복잡한 약이나 운동이 꼭 필요한 건 아닙니다. 우리 몸 안에 이미 있는 자연치유력, 그 힘을 깨우는 가장 쉽고

강력한 방법이 바로 '따뜻함'입니다. 비염이든 코로나든, 두려워할 이유는 없습니다. 면역력만 회복되면, 우리 몸은 스스로 이겨낼 수 있습니다. 오늘부터, 따뜻함으로 시작하세요. 작은 습관이 당신의 몸을 바꾸고, 진짜 면역력 혁명을 만들어냅니다.

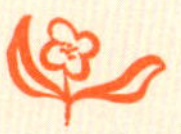

탈모 개선

두피 마사지와 림프 순환법

풍성하고 건강한 머리카락은 단순히 외모의 문제가 아닙니다. 두피는 우리 몸의 축소판이자, 전신 건강의 거울입니다. 저는 50대 중반의 나이에도 건강한 모발을 유지하고 있는데, 이는 두피를 따뜻하게 하고 순환을 개선하는 습관 덕분입니다.

스트레스와 과로, 만성적인 통증으로 힘겨웠던 젊은 시절, 제 머리카락은 힘없이 빠져나가기 시작했습니다. 빗질할 때마다 한 움큼씩 빠지는 머리카락을 보며 마음까지 함께 시들어가는 것 같았죠.

그 시절 미용실에 가면 늘 들었던 말이 있습니다. "머리숱이 많이 없으시네요." "머리카락이 너무 가늘어서 펌이 잘 안 나와요." 그 말들이 꽤 오래 마음에 남아 있었어요.

그때 저는 깨달았습니다. 탈모는 단순히 머리카락의 문제가 아니라, 몸 전체의 순환과 건강이 보내는 경고 신호라는 것을요.

두피 건강의 핵심 : 혈액순환과 노폐물 배출

두피는 우리 몸에서 혈액순환이 가장 활발해야 하는 부위 중 하나입니다. 모발은 모낭에 연결된 모세혈관을 통해 영양분을 공급받아 성장합니다. 그런데 스트레스, 과로, 그리고 체온 저하로 인해 두피의 혈액순환이 나빠지면 모낭에 충분한 영양분이 공급되지 못하고, 노폐물이 쌓여 모발이 가늘어지고 쉽게 빠지게 됩니다.

특히 제가 강조하는 '차가운 몸'은 두피 건강에도 치명적입니다. 몸이 차가우면 혈관이 수축되고 혈액순환이 둔화되어 두피까지 영양분이 제대로 도달하기 어렵습니다. 또한 림프 순환이 정체되어 두피에 독소와 노폐물이 쌓이게 됩니다.

두피 마사지 : 모발에 생명을 불어넣는 따뜻한 손길

두피 마사지는 모발 건강을 위한 가장 기본적인 관리법입니다. 꾸준한 두피 마사지는 다음과 같은 효과를 가져옵니다.

• **혈액순환 :** 촉진두피의 모세혈관을 자극하여 혈액순환을 원활하게 하고, 모낭에 영양분과 산소 공급을 늘립니다.

• **스트레스 완화 :** 두피 근육의 긴장을 풀어주고, 부교감신경을 활성화하여 스트레스 해소에 도움을 줍니다. 이는 탈모의 주요 원인 중 하나인 스트레스성 탈모 예방에 효과적입니다.

• **노폐물 배출 :** 림프 순환을 도와 두피에 쌓인 노폐물과 독소 배출을 촉진합니다.

실천법

- **손가락 지문으로** : 손가락 끝 지문 부분을 사용하여 두피 전체를 부드럽게 원을 그리듯 마사지합니다. 손톱이 아닌 지문으로 자극해야 두피에 상처를 주지 않습니다.
- **정수리에서 시작** : 정수리부터 시작하여 관자놀이, 뒷목 방향으로 내려오면서 마사지합니다. 특히 탈모가 심한 부위나 열감이 느껴지는 부위를 집중적으로 마사지합니다.
- **샴푸 전후, 잠들기 전** : 샴푸 전에 두피를 이완시키거나, 잠들기 전 하루의 피로를 풀기 위해 마사지하면 좋습니다. 저는 잠자리 스트레칭과 함께 두피 마사지를 병행합니다.
- **온열 효과 활용** : 따뜻한 찜질팩으로 목이나 어깨를 데우면서 두피 마사지를 하면 혈액순환이 더욱 원활해져 효과가 배가됩니다.

림프 순환법 : 몸속 청소부의 활성화

우리 몸에는 혈액 순환계 외에 림프 순환계라는 또 다른 중요한 순환 시스템이 있습니다. 림프는 혈액 속의 노폐물과 독소를 걸러내고, 면역세포를 운반하여 몸의 방어력을 높이는 역할을 합니다. 림프 순환이 정체되면 노폐물이 쌓여 몸이 붓고, 면역력이 떨어지며, 두피 건강에도 악영향을 미칩니다.

탈모는 두피에 쌓인 노폐물과 염증이 모낭의 기능을 저하시키는 경우가 많습니다. 림프 순환을 활성화하여 이러한 노폐물을 효과적으로 배출하면 모낭이 다시 건강해질 수 있습니다.

림프 순환 마사지 실천법

- **목 주변** : 귀 뒤에서 쇄골 방향으로 부드럽게 쓸어내리듯 마사지합니다. 특히 목 옆선과 쇄골 위쪽을 집중적으로 마사지하면 얼굴 부기 완화에도 효과적입니다.
- **쇄골 주변**: 쇄골 위와 아래를 손가락으로 가볍게 누르거나 쓸어줍니다. 림프절이 집중되어 있는 부위이므로 림프액 배출에 도움을 줍니다.
- **겨드랑이** : 가볍게 주먹을 쥐고 겨드랑이 안쪽을 톡톡 두드리거나 마사지합니다. 이곳은 상체 림프가 모이는 중요한 지점입니다.
- **따뜻함과의 시너지** : 림프 순환 마사지는 몸이 따뜻한 상태에서 할 때 가장 효과적입니다. 찜질 후 몸이 이완되고 혈액순환이 활발해진

상태에서 림프 마사지를 하면 노폐물 배출 효과가 극대화됩니다.

전인적 치유의 한 부분으로서의 탈모 개선

제가 경험한 탈모 개선은 단순히 두피 마사지나 림프 순환법만으로 이루어진 것이 아닙니다. 이는 '따뜻함, 수면, 순환, 스트레칭'이라는 치유의 4대 원칙을 꾸준히 실천한 결과였습니다.

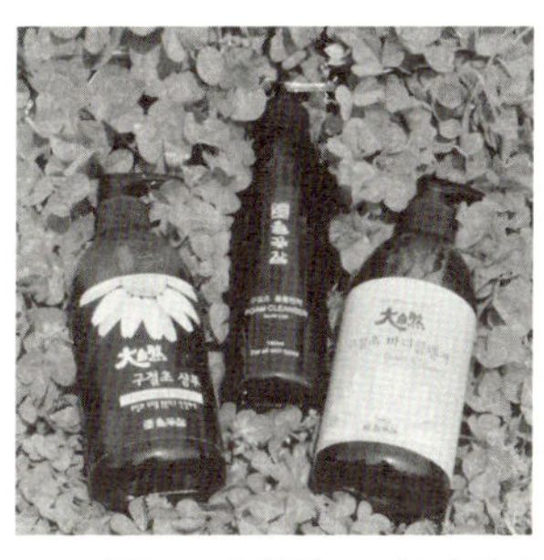

치유의 4대 원칙으로 두피 관리

• **따뜻함 :** 몸 전체의 체온을 높여 혈액순환을 개선하고 면역력을 강화합니다.

• **수면 :** 충분하고 질 좋은 수면은 몸의 회복력을 높여 모발 재생에 기여합니다.

• **순환 :** 전신 혈액순환과 림프 순환이 활발해지면 두피까지 영양분 공급이 원활해지고 노폐물 배출이 촉진됩니다.

• **스트레칭 :** 몸의 긴장을 풀어주고 유연성을 높여 혈액순환을 돕습니다.

이 모든 요소들이 유기적으로 연결되면서 제 모발은 물론 전반적인 건강까지 회복되었습니다. 50대 중반의 나이에도 풍성하고 건강한 머리카락을 유지하고 있다는 건 제게 큰 기쁨이자 자존감의 원천이에요. 요즘 미용실에 가면, 오히려 젊었을 때와는 정반대의 이야기를 듣습니다."머리숱이 정말 많으시네요." "머리카락이 굵고 탄력이 있어요." 그 말을 들을 때마다, 내 몸을 따뜻하게 돌본 결과가 이렇게 드러나는구나, 조용히 속으로 웃게 됩니다.

당신의 두피에 생명을 불어넣으세요. 탈모는 누구에게나 찾아올 수 있는 문제입니다. 하지만 방치하지 않고 제대로 관리한다면 충분히 개선될 수 있습니다. 비싼 탈모 샴푸나 시술에만 의존하기보다, 내 몸의 회복력을 믿고 기본적인 관리부터 시작해보세요.

매일 두피 마사지를 해주고, 림프 순환을 돕는 스트레칭을 병행하며, 몸 전체를 따뜻하게 유지하는 습관을 들인다면 당신의 두피는 다시 생기를 찾고, 건강한 모발이 자라나는 변화를 느끼실 수 있을 거예요. 오늘부터 당신의 두피에 생명을 불어넣는 따뜻한 습관을 시작해보세요.

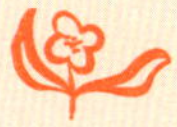

만성질환 관리

고혈압, 당뇨, 고지혈증 개선을 위한 생활 속 실천법

"혈압약과 인슐린 주사에 의존하며 살아가던 분들이 건강한 생활 습관만으로 놀라운 변화를 경험하는 것을 수없이 보았습니다. 고혈압과 당뇨는 불치병이 아니라, 우리 몸이 보내는 강력한 경고 신호이자 생활 습관 개선을 통해 충분히 관리하고 개선할 수 있는 질환입니다."

혈압약과 인슐린 주사에 의존하며 살아가던 분들이, 생활 습관만 바꿔도 놀라운 변화를 경험하시는 걸 저는 정말 많이 봤습니다. 고혈압과 당뇨는 불치병이 아니라, 우리 몸이 보내는 강력한 경고 신호이자 생활 습관 그중에는 스텐트 시술 직전까지 갔던 분, 인슐린 주사를 매일 맞던 분, 늘 피곤하고 몸이 무거웠던 분들도 계셨습니다.

저는 힐링센터에서 수많은 고객들을 만나면서, 고혈압과 당뇨가 더 이상 '어르신 병'이 아님을 실감합니다. 젊은 나이에도 잘못된 식습관과 스트레스, 운동 부족으로 혈압과 혈당 수치에 이상이 생겨 찾아오시는 분들이 많습니다. 스텐트 시술 직전까지 갔던 고지혈증 환자가 호전되고, 매일 인슐린 주사를 맞던 분이 주사량을 줄이는 기적 같은 사례들을 접하면서 저는 확신했습니다. 만성질환은 약에만 의존할 것이 아니라, 우리 몸의 자정 능력을 깨우는 생활 속 실천이 가장 중요하다고 말입니다.

만성질환 : 몸의 순환과 온도를 바로잡는 것부터

고혈압, 당뇨, 고지혈증은 언뜻 다른 질환처럼 보이지만, 뿌리를 깊이 들여다보면 공통점이 있습니다. 바로 혈액순환 장애와 저체온 상태입니다. 피가 끈적하게 돌지 않으면 혈압이 오르고, 인슐린 저항성이 생겨 혈당이 높아지고, 혈액 속 지방도 빠져나가지 못한 채 쌓이게 됩니다. 특히 고지혈증은 말 그대로 '기름진 혈액'입니다.

요리할 때 삼겹살 기름이 팬에 하얗게 굳는 것, 다들 보셨죠? 찬물로는 절대 닦이지 않고, 불 위에 다시 데워야 말끔히 녹습니다. 우리 몸도 똑같습니다. 몸이 차가우면 피 속의 기름이 굳어 혈관에 달라붙고, 반대로 몸이 따뜻해지면 그 기름이 녹아 배출되기 쉬운 상태로 바뀝니다.그래서 저는 항상 말합니다. “기름은 따뜻해야 녹는다, 혈관도 마찬가지다.”

따뜻함으로 혈관을 이완시키고 대사를 활성화하다

몸을 따뜻하게 유지하는 것은 혈압 · 혈당 · 고지혈증을 다스리는 가장 기본적이면서도 강력한 방법입니다.

• **혈압 관리 :** 따뜻함은 혈관을 부드럽게 이완시키고, 혈액 점도를 낮춰 혈류를 원활하게 합니다.

• **혈당 관리 :** 체온이 오르면 신진대사가 활발해지고, 인슐린 작용이 원활해져 혈당 조절에 도움이 됩니다.

• **고지혈증 관리 :** 따뜻한 체온은 굳은 지방을 부드럽게 풀어내고, 노폐물 배출을 돕습니다.

실천법

- **1일 1찜질** : 매일 20분 이상 배, 허리, 발 등 몸의 중심 부위를 따뜻하게 합니다. 온열매트나 팥찜질팩을 활용하면 좋습니다.
- **따뜻한 음식 섭취** : 몸을 차갑게 하는 냉음료나 찬 음식 대신 따뜻한 물, 차, 국물 요리 위주로 식단을 구성합니다.
- **적정 체온 유지** : 계절에 맞는 옷차림과 실내 온도 조절로 몸이 차가워지지 않도록 주의합니다.

순환으로 혈액의 질을 높이고 노폐물을 배출하다

혈액순환이 원활해야 영양소와 산소가 세포에 제대로 공급되고, 노폐물과 독소가 효과적으로 배출됩니다. 이는 혈압과 혈당 관리에 필수적입니다.

- **혈압 관리** : 혈액이 맑고 순환이 잘 되면 혈관벽에 쌓이는 콜레스테롤과 중성지방이 줄어들어 혈관이 건강해지고 혈압이 낮아집니다.

- **혈당 관리** : 혈액순환이 좋아지면 인슐린이 세포에 포도당을 더 효율적으로 전달하여 혈당 수치를 안정화하는 데 기여합니다.

실천법

- **가벼운 유산소 운동** : 걷기, 조깅, 수영 등 유산소 운동은 심폐 기능을 강화하고 혈액순환을 촉진합니다. 하루 30분 이상 꾸준히 실천하는 것이 중요합니다.
- **스트레칭** : 몸의 유연성을 높이고 근육의 긴장을 풀어 혈액 흐름을 원활하게 합니다. 특히 잠자리 스트레칭은 몸의 피로를 풀고 숙면을 유도하여 혈압과 혈당 관리에 간접적으로 도움을 줍니다.
- **림프 순환 마사지** : 목, 겨드랑이, 쇄골 등 림프절이 모인 부위를 부드럽게 마사지하여 노폐물 배출을 돕습니다.
- **좌훈음파운동기** : 특히 하체와 골반 부위의 혈액순환을 집중적으로 개선하여 전신 순환에 긍정적인 영향을 미칩니다.

수면으로 몸의 회복력을 극대화하다

충분하고 질 좋은 수면은 몸의 회복력을 극대화하여 만성질환 관리에 필수적입니다.

• **혈압 관리** : 수면 부족은 스트레스 호르몬 분비를 늘려 혈압을 상승시킬 수 있습니다. 깊은 잠은 혈압을 안정화하고 심혈관 건강을 지키는 데 중요합니다.

• **혈당 관리 :** 수면 부족은 인슐린 저항성을 높여 혈당 조절을 어렵게 만듭니다. 충분한 수면은 인슐린 민감도를 개선하여 혈당 관리에 도움을 줍니다.

실천법

- **규칙적인 수면 습관 : 매일 같은 시간에 잠들고 일어나는 습관을 들입니다.**
- **수면 환경 조성 : 침실을 어둡고 조용하며 쾌적하게 유지합니다. 온열매트를 사용하여 몸을 따뜻하게 하면 숙면에 더욱 유리합니다.**
- **잠들기 전 디지털 기기 사용 자제 : 스마트폰, 컴퓨터 화면의 블루라이트는 수면을 방해하므로 잠들기 1시간 전에는 사용을 자제합니다.**

실제 고객들의 놀라운 변화

저희 힐링센터에는 고혈압, 당뇨와 같은 만성질환으로 힘들어하시던 많은 분들이 찾아오셨습니다.

고지혈증으로 스텐트 시술을 권유받았던 50대 남성 고객은 꾸준한 온열 관리와 식단 조절을 통해 혈액 수치가 정상화되어 시술 없이 건강을 되찾으셨습니다.

매일 인슐린 주사를 맞던 60대 여성 고객은 1일 1찜질과 발 마사지를 꾸준히 하면서 혈당 조절이 훨씬 수월해져 주사량을 줄일 수 있었습니다.

고혈압과 만성 피로에 시달리던 40대 직장인은 온열매트 사용 후 숙면을 취하게 되면서 혈압이 안정되고 활력을 되찾았습니다.

이 모든 변화는 단순히 약에 의존한 것이 아니라, 몸의 온도를 높이고 순환을 개선하는 생활 속 작은 실천들이 모여 만들어낸 결과입니다. 몸을 따뜻하게 데우고, 피가 잘 돌게 하고, 내 몸을 충분히 쉬게 해주는 것. 이 기본적인 원칙이야말로 고혈압 · 당뇨 · 고지혈증 관리의 시작이자 지속 가능한 건강 루틴의 핵심입니다. 당신의 몸은 스스로 회복할 힘이 있습니다. 오늘부터 시작해보세요. 따뜻함과 순환, 이 두 가지만 기억하셔도 충분합니다.

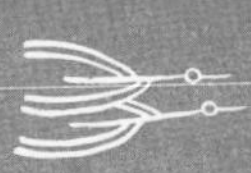

"진정으로 좋은 제품을 만들면
고객들이 알아볼 것이다."
그 믿음은 현실이 되었다.

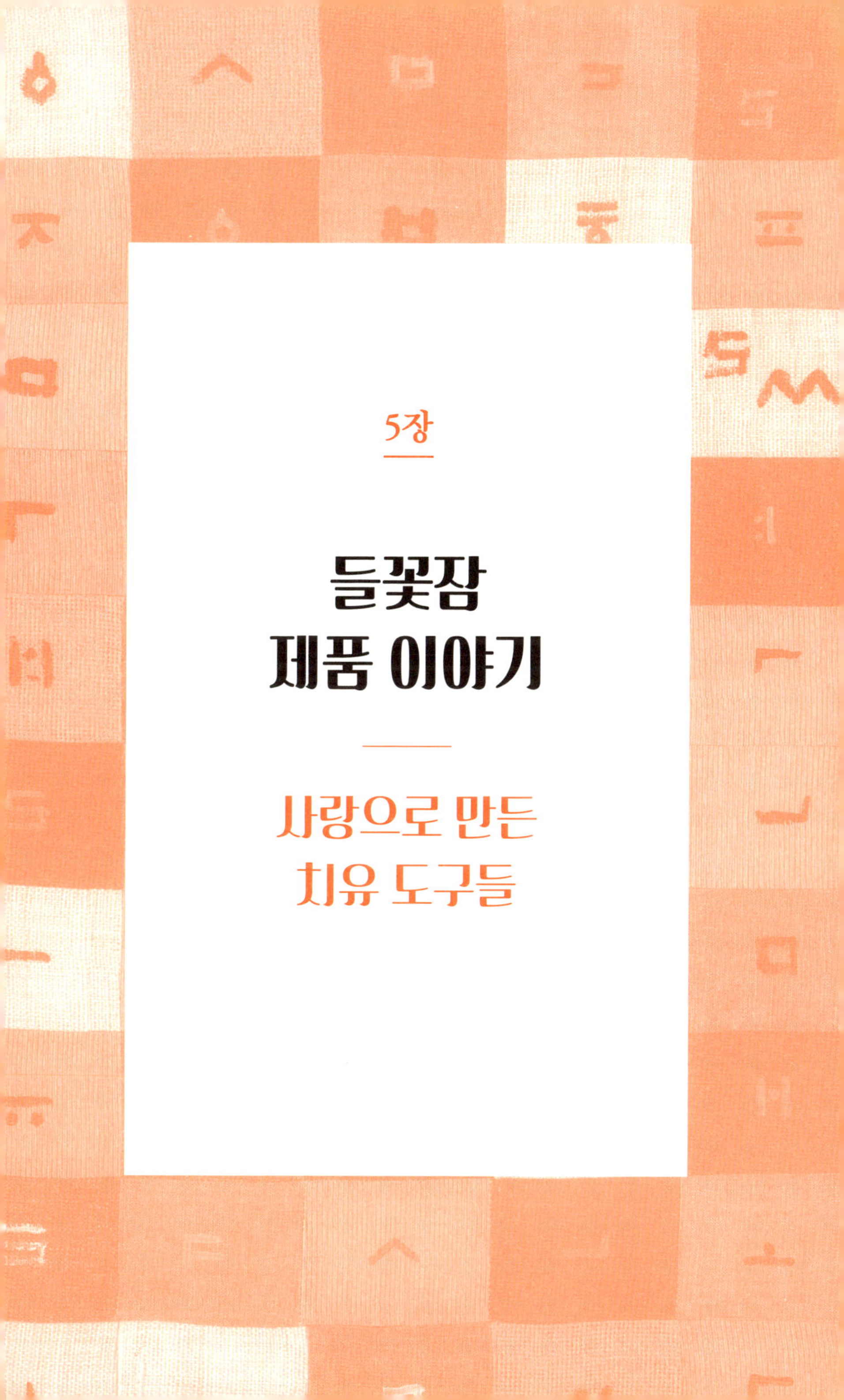

5장

들꽃잠 제품 이야기

사랑으로 만든 치유 도구들

온열매트의 탄생

코로나 시기 발명특허까지의 개발 과정

"코로나 팬데믹은 우리에게 위기이자
동시에 새로운 가능성을 열어주었습니다.
힐링센터의 문은 닫혔지만, 고객들의 회복 여정은 멈출 수 없었습니다.
그 간절함이 '집에서도 누릴 수 있는 치유'라는
새로운 꿈을 꾸게 했습니다."

2020년, 전 세계를 강타한 코로나19 팬데믹은 우리 힐링센터에도 직접적인 영향을 미쳤습니다. 방역 지침 강화로 인해 센터 운영이 어려워졌고, 많은 고객들이 직접 방문하기를 주저하게 되었습니다. 매일 센터에 오셔서 온열 관리로 건강을 지키시던 고객들은 "이제 어떻게 몸을 돌보냐"며 걱정 섞인 문의를 해오셨습니다.

그때 저는 생각했습니다. '센터에 오시지 못하더라도, 집에서 스스로 몸을 돌보고 회복할 수 있는 방법을 찾아드려야 한다.' 이는 단순히 '사업을 유지해야 한다'는 차원을 넘어, '고객들의 회복 여정을 멈출 수 없다'는 사명감이었습니다. 제가 겪었던 아픔과 회복의 경험을 바탕으로, '제품은 팔기 위한 것이 아니라 회복을 위한 도구'라는 들꽃잠의 철학을 가장 잘 구현할 수 있는 제품을 만들 때라고 직감했습니다.

기존 온열매트의 한계와 새로운 도전

시중에는 이미 다양한 온열매트가 있었습니다. 하지만 저는 기존 제품들이 가진 한계를 명확히 알고 있었습니다. 대부분의 전기매트나 온수매트는 표면만 따뜻하게 하는 방식이었습니다. 이런 방식은 전자파 문제에서 자유롭지 못했고, 장시간 사용 시 저온화상이나 피부 건조증을 유발할 수 있었습니다. 무엇보다 제가 추구하는 '심부온열(몸속 깊은 곳까지 데우는 열)'과는 거리가 멀었습니다. 인체는 겉만 따뜻해서는 진정한 회복이 어렵습니다. 장기와 척추, 혈관까지 데워주는 깊은 온기가 필요했습니다.

저는 **'전자파 걱정 없이, 암 환자도 안심하고 쓸 수 있으며, 전통 구들장처럼 몸속 깊숙이 온기를 전달하는 매트'**를 만들고 싶었습니다. 이는 기술적으로 매우 어려운 도전이었습니다. 기존의 전기 열선을 사용하지 않으면서도 강력하고 균일한 온열 효과를 내는 것은 쉬운 일이 아니었습니다.

혁신적인 소재의 결합 : 그래핀과 특허 팥 원료

수많은 연구와 실험 끝에 저는 두 가지 혁신적인 소재에 주목했습니다.

• **그래핀(Graphene) 탄소** :꿈의 신소재라 불리는 그래핀은 열전도율이 매우 뛰어나고, 전자파 발생이 거의 없습니다. 저는 이 그래핀을 발열체로 사용하여 전기 열선 없이도 강력하고 균일한 온열 효과를 낼 수 있는 가능성을 보았습니다. 그래핀 탄소를 활용하면 매트 전체에 고른 온기를 전달하여 특정 부위만 뜨거워지는 현상 없이 몸 전체를 따뜻하게 감쌀 수 있었습니다.

• **특허 팥찜질팩 원료** : 20년 이상 팥찜질팩을 만들면서 개발한 특수 가공 팥 원료는 단순히 온기를 전달하는 것을 넘어, 그 온기를 오랫동안 유지하고 부종 완화에도 도움을 주는 들꽃잠만의 핵심 기술이었습니다. 저는 이 팥 원료를 매트 전체에 적용하여 단순히 '따

뜻한 매트'를 넘어 '치유 매트'를 만들고자 했습니다. 팥 자체의 뛰어난 열 보존력과 원적외선 방출 효과가 그래핀의 발열과 만나 시너지 효과를 낼 것이라고 확신했습니다.

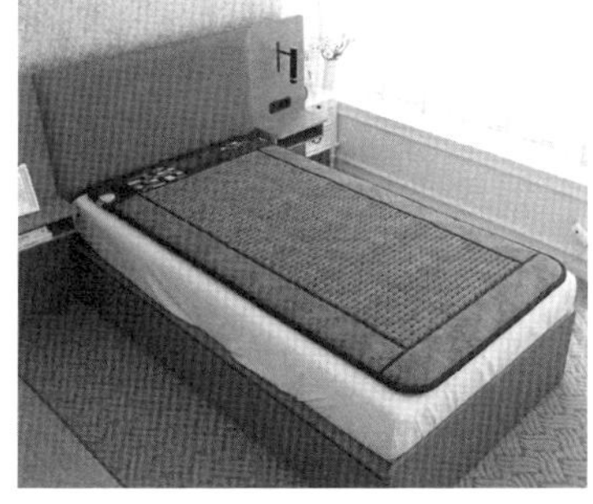

팥의 치유 에너지를 담은 온열매트

이 두 가지 소재를 결합하여 전자파가 없는, 심부온열이 가능한, 그리고 팥의 치유 에너지를 담은 온열매트 개발에 착수했습니다. 수십 번의 샘플 테스트와 개선 과정을 반복하며 원단과 발열체의 조화, 팥을 어떻게 넣고, 어떻게 데울 것인가를 두고 수많은 시행착오를 겪었습니다.

그래핀 탄소 원단과 발열체는 전도성이 뛰어난 만큼, 매우 민감한 소재였습니다. 특히 팥을 원적외선으로 데울 수 있을 만큼 충분한 열이 필요했지만, 그 열이 인체에 무리를 주지 않아야 하고, 동시에 팥이 상하거나 타지 않아야 하는 섬세한 조건을 모두 충족해야 했습니다. 이 미세한 균형을 맞추는 과정이 가장 큰 기술적 난관이었습니다.

발명특허 획득 : 기술력의 공식 인정

포기하지 않는 노력 끝에 마침내 저희가 꿈꾸던 온열매트가 완성되었습니다. 이 매트는 기존 제품들의 단점을 완벽하게 보완하고, 들꽃잠만의 독보적인 기술력을 집약한 결과물이었습니다. 그리고 이 기술력을 인정받아 발명특허까지 획득했습니다. 이는 단순히 제품 하나를 만든 것을 넘어, 들꽃잠이 추구하는 치유 철학이 기술적으로도 검증받은 순간이었습니다.

코로나 팬데믹 속 10억 매출의 기적

매트가 완성되었을 때, 저는 솔직히 두려움도 있었습니다. 찜질팩은 5만 원, 10만 원대였지만, 이 온열매트는 200만 원에 가까운 고가였기 때문입니다. '과연 고객들이 이 가격의 제품을 선뜻 구매할까?' 하는 걱정이 앞섰습니다. 하지만 저는 믿었습니다. '진정으로 회복을 돕는 제품이라면, 그 가치를 알아보는 분들이 있을 것이다.'

저희는 펀딩 형식으로 사전 예약 구매를 시작했습니다. 그리고 놀랍게도, 고객들의 반응은 폭발적이었습니다. "들꽃잠이니까 믿고 사요." 이 한마디는 저의 모든 걱정을 날려버렸습니다. 1차, 2차, 3차 펀딩이 연이어 완판되었고, 코로나 팬데믹으로 모두가 어려움을 겪던 시기에 10억 원이 넘는 매출을 달성하는 기적을 이루었습니다.

이는 단순한 매출 이상의 의미를 가졌습니다. 고객들이 들꽃잠의 제품 철학, 즉 '팔기 위한 것이 아니라 회복을 위한 도구'라는 저희의 진심을 알아주신 결과였습니다. 힐링센터에 오지 못하는 상황에서도 집에서 스스로 건강을 돌보려는 고객들의 간절함과, 그 간절함에 응답하려는 저희의 노력이 만나 이뤄낸 값진 성과였습니다.

온열매트, 들꽃잠의 핵심 치유 도구로

온열매트는 이제 들꽃잠의 핵심 치유 도구이자 브랜드의 상징이 되었습니다. 고객들은 그래핀 어싱온열매트의 Q&A를 통해 궁금증을 해소하고, 실제 사용 후기를 통해 그 효과를 공유하며, 어싱온열매트와 접지(맨발 걷기) 개념까지 이해하며 건강 관리에 대한 인식을 확장해나가고 있습니다.

이 매트는 단순히 몸을 데우는 것을 넘어, 몸과 마음의 긴장을 이완시키고, 깊은 잠을 유도하며, 자연치유력을 끌어올리는 통합적인 치유 경험을 제공합니다. 저 역시 매일 밤 온열매트 위에서 잠들며 하루의 피로를 풀고, 새로운 에너지를 충전합니다.

코로나 팬데믹은 제게 가장 큰 위기였지만, 동시에 가장 큰 기회였습니다. 그 위기 속에서 저는 들꽃잠의 존재 이유를 다시 한번 확인했고, 고객들의 간절함이 얼마나 큰 힘을 발휘하는지 깨달았습니다. 온열매트의 탄생은 단순한 제품 개발 스토리가 아니라, 아픔 속에서 피어난 희망과 사랑의 증거입니다. 앞으로도 이 온열매트가 더 많은 분들의 삶에 따뜻한 치유와 회복을 선물하기를 소망합니다.

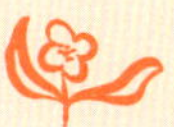

20년 장인정신의 결실

특허 팥찜질팩의 다양한 활용법과 50종 제품 스토리

"들꽃잠의 역사는 팥찜질팩에서 시작되었습니다.
오랜 시간 동안 수많은 시행착오와 연구를 거쳐,
단순한 찜질팩을 넘어'치유의 도구'로 거듭난 팥찜질팩은
들꽃잠 장인정신의 살아있는 증거입니다."

제가 침구 혼수매장에서 제조업으로 전환하며 가장 먼저 개발한 것이 바로 팥찜질팩이었습니다. 제 몸을 따뜻하게 치유해준 온열의 힘을 가장 쉽고 편하게 나눌 수 있는 방법이라고 생각했기 때문입니다. 하지만 단순히 팥을 넣어 데우는 것만으로는 제가 원하는 '치유의 도구'가 될 수 없었습니다.

곡물 찜질팩의 한계를 넘은, 세계 유일 들꽃잠 팥 가공법

시중에 유통되는 곡물 찜질팩의 가장 큰 한계는 짧은 수명과 변질 위험입니다. 곡물은 습기와 열에 약해 곰팡이, 벌레가 생길 수 있고, 반복적으로 열을 가하면 탈 수가 있습니다. 그래서 대부분의 제조사들이 사용 기한을 6개월에서 1년으로 제한하는 이유도 여기에 있습니다.

하지만 저는 질문했습니다.

"매년 새로 사야 하는 찜질팩이 과연 치유 도구로서 적합한가?"

"내 가족에게, 그리고 고객에게 평생 쓸 수 있는 찜질팩은 없을까?"

그 물음에서 시작된 연구는, 팥이라는 곡물에 집중하게 만들었습니다. 팥은 곡물 중에서도 열을 오래 머금고, 단단하며, 부종 완화에도 탁월한 성질을 지니고 있었기 때문입니다. 문제는 이 팥을 어떻게 '변질 없이', '반영구적으로' 사용할 수 있느냐였습니다. 수많은 시간 심혈을 기울여서 다양한 곡물을 비교하고, 열 처리 방식과 수분 조절 실험을 반복하고, 가열 테스트와 보존성 실험을 수십 차례 거듭한 끝에, 세계에서 유일한 팥 가공 기술과 전용 가공 장비까지 직접 개발하게 되었습니다.

이는 기존의 어떤 찜질팩 제조 방식과도 다른, 들꽃잠만의 독보적인 시스템입니다. 저는 팥의 수분 함량을 '치유에 적합하면서도 변질되지 않는 수준'으로 정밀하게 최적화했고, 외부 습기와 공기 접촉을 차단하는 특수 코팅 기술 또한 함께 개발했습니다. 이 기술은 발명 특허로 등록되었고, 들꽃잠 팥찜질팩이 10년 이상 사용해도 변질이 전혀 없는 안정적인 제품이 되는 이유입니다.

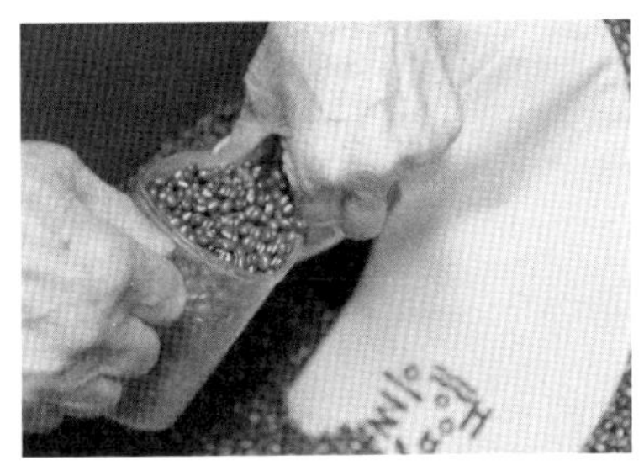
반영구적인 팥찜질팩 개발

'곡물 찜질팩은 오래 못 쓴다'는 기존 상식은 이제 바뀌어야 합니다. 들꽃잠은 그 상식을 깨고, 찜질의 새로운 기준을 제시했습니다. 그래서일까요? 오랜 시간 저희 들꽃잠 찜질팩을 사용하신 고객님들은 '반려찜질팩'이라 부릅니다.

'소분 판매의 지혜'가 낳은 50종 찜질팩 스토리

어머니가 재래시장에서 가르쳐주신 '소분 판매의 지혜'는 팥찜질팩 제품군을 확장하는 데 결정적인 영감을 주었습니다. "고객이 필요한 만큼만 사가야 음식이 남지 않고, 남지 않아야 또 사러 온다"는 가르침처럼, 우리 몸의 각 부위도 저마다 다른 필요와 특성을 가지고 있다는 것을 깨달았습니다. 전신을 한꺼번에 데우는 것도 좋지만, 때로는 아픈 곳에 정확히 맞는 온기를 전달하는 것이 더 효과적이라는 확신이 들었습니다. 그래서 저는 인체 부위별로 특화된 찜질팩을 개발하기 시작했습니다. 단순한 사각형 형태를 넘어, 인체의 굴곡에 완벽하게 밀착되도록 디자인했습니다.

• **배 찜질팩 :** 넉넉한 크기와 무게감으로 아랫배 전체를 따뜻하게 감싸 여성 건강과 소화 기능 개선에 집중합니다.

• **눈 찜질팩 :** 눈의 곡선에 맞춰 디자인되어 빛을 완벽하게 차단하고, 눈 주변의 미세혈관을 자극해 피로 해소와 숙면에 도움을 줍니다.

• **귀 찜질팩 :** U자형으로 귀 전체를 감싸는 형태로, 귀 주변의 경혈과 림프절을 자극하여 두통, 비염, 면역력 강화에 기여합니다.

• **어깨 찜질팩 :** 목과 어깨 전체를 감싸는 인체공학적 디자인으로, 뭉친 근육을 이완시키고 혈액순환을 촉진하여 통증 완화에 효과적입니다.

• **발 찜질팩 :** 발 전체를 감싸는 형태로, '제2의 심장'인 발을 따뜻하게 하여 전신 순환을 개선하고 숙면을 돕습니다.

• **허리 찜질팩, 무릎 찜질팩, 손목 찜질팩 :** 등 관절 부위의 통증 완화에 특화된 제품들도 개발했습니다.

이렇게 개발된 찜질팩은 머리부터 발끝까지 50종이 넘는 다양한 제품군을 이루게 되었습니다. 고객들은 자신의 증상과 필요에 따라 맞춤형 찜질팩을 선택할 수 있게 되었고, 이는 들꽃잠이 단순한 찜질팩을 넘어 '개인 맞춤형 온열 치유 솔루션'을 제공하는 브랜드로 자리매김하는 계기가 되었습니다.

20년 장인의 이야기 : 고객의 신뢰로 피어난 열매

20년 넘게 찜질팩을 만들면서 "그렇게 만들면 돈이 되겠냐"는 말을 수없이 들었습니다. 찜질팩은 1년 쓰면 버리게 만들어야 돈을 번다는 이야기도 들었죠. 하지만 저는 확신했습니다. "진정으로 좋은 제품을 만들면 고객들이 알아볼 것이다."

그리고 그 믿음은 현실이 되었습니다. 고객들은 들꽃잠 팥찜질팩의 뛰어난 품질과 반영구적인 수명에 감탄했고, 한 번 구매한 고객은 다른 부위 찜질팩을 추가로 구매하거나 소중한 사람에게 선물하기 시작했습니다. "들꽃잠이니까 믿고 사요"라는 고객들의 한마디는 저의 20년 장인정신에 대한 가장 큰 보상이었습니다.

팥찜질팩은 이제 들꽃잠의 온열매트와 함께 핵심 치유 도구가 되었습니다. 고객들은 찜질팩을 사용하여 몸의 특정 부위를 데우고, 온열매트로 전신 심부온열을 경험하며, 들꽃잠이 제공하는 통합적인 치유 솔루션을 누리고 있습니다.

미래를 향한 변함없는 장인정신

저는 지금도 찜질팩 개발을 멈추지 않습니다. 최근에는 힐링센터 샵인샵 파트너사들의 고충을 덜어주고, 고객님들이 가정에서도 더 손쉽게 전신찜질을 하실 수 있도록 매트에 이어 '찜질 이불'을 개발 중입니다. 기존 찜질팩처럼 전자레인지에 데우고 옮기지 않아도, 고객들이 편안하게 누워 전신 찜질을 받을 수 있는 혁신적인 제품이 될 것입니다.

20년 장인정신은 단순한 시간이 아닙니다. 그것은 수많은 시행착오와 좌절, 그리고 고객의 회복을 위한 꺾이지 않는 집념의 시간이었습니다. 제가 직접 겪은 아픔과 회복의 경험이 담겨 있기에, 들꽃잠의 팥찜질팩은 단순한 제품을 넘어 '사랑으로 만든 치유 도구'로서 많은 이들의 삶에 따뜻한 온기와 희망을 전하고 있습니다.앞으로도 들꽃잠은 이 변함없는 장인정신으로, 고객들의 건강과 행복을 위한 가장 진실하고 효과적인 치유 도구를 만들어나갈 것입니다.

좌훈음파운동기

갱년기와 전립선 치유를 위한 개발 배경

"여성의 삶에서 갱년기는 피할 수 없는 변화입니다.
남성의 삶에서도 전립선 문제는 흔히 찾아옵니다.
50대 남성의 절반, 60대 남성의 60%가 전립선 문제를
겪는다는 보고도 있을 만큼, 중년 이후의 삶에서 흔한 이슈입니다.
이 시기를 고통스럽게만 받아들일 것이 아니라,
몸의 핵심 중추인 골반을 돌봄으로써
새로운 활력을 되찾을 수 있습니다.
좌훈음파운동기는 바로 그 지점에서 탄생했습니다."

제가 두 차례의 유산과 전신통증, 그리고 암이라는 깊은 시련을 겪으며 몸의 중요성을 깨달은 후, 여성 건강의 핵심이 '골반'에 있다

는 확신을 갖게 되었습니다. 특히 갱년기 증상이 찾아왔을 때, 저는 호르몬제에 의존하기보다 제 몸의 자연치유력을 믿고 골반 케어에 집중했습니다. 갱년기를 단 10일 만에 극복했던 경험은, 골반 건강이 얼마나 중요한지를 저에게 온몸으로 증명해 주었습니다.

여성과 남성, 골반 건강의 중요성

여성에게 골반은 생명력의 근원입니다. 자궁, 난소 등 생식기관이 위치하며, 호르몬 분비와 밀접하게 연관되어 있습니다. 하지만 출산, 노화, 잘못된 자세 등으로 인해 골반저근이 약화되고 순환이 정체되면 갱년기 증상, 요실금, 생리불순 등 다양한 문제가 발생합니다.

남성에게도 골반 건강은 중요합니다. 전립선은 남성 건강의 핵심 기관이지만, 나이가 들수록 전립선 비대증이나 전립선염 등으로 인해 배뇨 문제, 성 기능 저하 등을 겪는 경우가 많습니다. 이 역시 골반 주변의 혈액순환 저하와 밀접한 관련이 있습니다. 저는 이처럼 여성과 남성 모두에게 중요한 골반 건강을 근본적으로 개선할 수 있는 방법을 찾고자 했습니다. 단순히 증상을 완화하는 것을 넘어, 몸의 핵심 중추를 강화하여 전신 활력을 되찾는 치유 도구가 필요했습니다.

전통의 지혜와 현대 기술의 만남 : 좌훈과 음파 진동

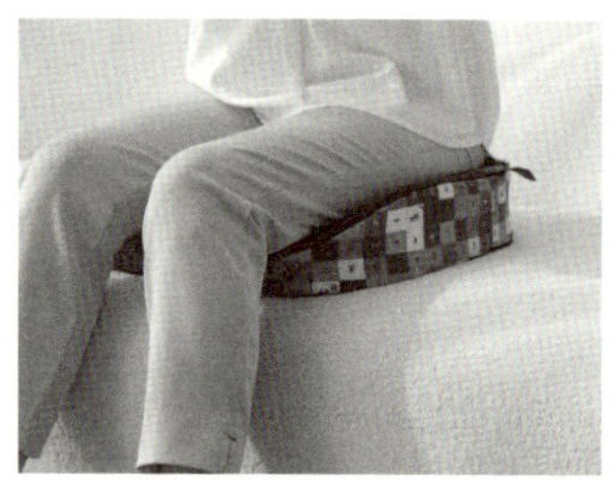
전통과 현대의 조화 좌훈음파운동기

우리 조상들은 이미 여성 건강을 위해 좌훈(坐薰)이라는 지혜로운 방법을 사용해왔습니다. 따뜻한 약초 증기로 하복부와 회음부를 데워 몸속 깊이 온기를 전달하는 방식입니다. 좌훈은 골반 주변의 혈액순환을 촉진하고, 자궁과 난소를 따뜻하게 하여 여성 질환 예방과 개선에 탁월한 효과를 보였습니다.

저는 이 전통적인 좌훈의 지혜에 현대 과학 기술을 접목하고자 했습니다. 단순히 따뜻한 증기만 전달하는 것을 넘어, 골반저근을 직접적으로 자극하고 순환을 극대화할 수 있는 방법을 고민했습니다. 수많은 연구 끝에 '음파 진동'에 주목했습니다.

음파 진동은 특정 주파수의 파동을 이용하여 세포 레벨에서 미세한 떨림을 유도합니다. 이는 겉으로 드러나지 않는 깊은 근육, 특히 골반저근과 같은 심부 근육들을 부드럽게 마사지하고 활성화하는 데 매우 효과적입니다. 또한 음파 진동은 혈관을 이완시키고 림프 순환을 촉진하여 노폐물 배출에도 도움을 줍니다.

이렇게 탄생한 것이 바로 들꽃잠 좌훈음파운동기입니다. 전통 좌훈의 심부온열 효과와 현대 음파 진동 기술의 시너지로, 골반 건강을 위한 최적의 솔루션을 제공하고자 했습니다.

갱년기 극복 : 호르몬제 없는 활력

제 갱년기 극복 경험은 좌훈음파운동기의 개발에 결정적인 확신을 주었습니다. 열감, 식은땀, 불면증, 감정 기복 등 다양한 갱년기 증상이 나타났을 때, 저는 매일 좌훈음파운동기를 사용하며 골반을 따뜻하게 하고 음파 진동으로 근육을 자극했습니다. 동시에 케겔운동을 병행하여 골반저근을 강화했습니다.

놀랍게도 3일째부터 증상이 완화되기 시작했고, 10일 만에 거의 모든 갱년기 증상이 사라졌습니다. 이는 호르몬을 외부에서 주입하는 것이 아니라, 제 몸이 스스로 호르몬 균형을 맞춰가고 체온 조절 능력을 되찾아가는 과정이었습니다. 좌훈음파운동기는 저에게 갱년기를 새로운 활력의 시기로 만드는 전환점이 되어주었습니다.

남성 전립선 건강까지 아우르다

좌훈음파운동기는 여성만을 위한 것이 아니었습니다. 남성 고객 중 전립선 문제로 고통받는 분들이 많다는 것을 알게 되었고, 좌훈음파운동기가 이들에게도 도움이 될 수 있다는 확신을 가졌습니다. 제 남편도 좌훈음파운동기를 꾸준히 사용하면서 전립선 건강에 긍정적인 변화를 경험했습니다.

남성의 전립선은 골반 깊숙한 곳에 위치하며, 나이가 들수록 비대해지거나 염증이 생기기 쉽습니다. 좌훈음파운동기의 따뜻한 온기와 음파 진동은 전립선 주변의 혈액순환을 개선하고, 근육의 긴장을 완화하여 배뇨 불편감이나 통증을 줄이는 데 도움을 줍니다. 이는 남성 고객들에게도 큰 만족감을 선사하며, 들꽃잠이 남녀 모두의 골반 건강을 아우르는 치유 도구임을 입증했습니다.

'회복을 위한 도구'라는 철학의 구현

좌훈음파운동기는 들꽃잠의 '제품은 팔기 위한 것이 아니라 회복을 위한 도구'라는 철학을 완벽하게 구현한 제품입니다.

• **따뜻함 :** 골반에 심부온열을 전달하여 혈액순환을 촉진하고 면역력을 높입니다.

• **순환 :** 음파 진농이 림프 순환을 활성화하고 노폐물 배출을 돕습니다.

• **스트레칭 :** 골반저근을 자극하여 유연성과 탄력을 증진시키고, 올바른 자세를 유지하는 데 기여합니다.

• **수면 :** 골반의 이완은 전신 이완으로 이어져 숙면을 유도합니다.

이처럼 좌훈음파운동기는 들꽃잠의 4대 치유 원칙을 골반 건강이라는 핵심 부위에 집중적으로 적용함으로써, 사용자에게 통합적인 회복 경험을 제공합니다.

삶의 활력을 되찾는 여정의 동반자

수술로도 못 고친 요실금, 밤에 3-4번 화장실 가던 전립선 문제가 좌훈음파운동기 사용 후 현저히 개선되었다는 고객들의 이야기는 저에게 큰 보람과 확신을 줍니다. 단순히 증상을 완화하는 것을 넘어, 삶의 질을 높이고 활력을 되찾는 데 기여하는 것이 들꽃잠의 궁극적인 목표입니다.

갱년기나 전립선 문제는 숨기거나 포기할 문제가 아닙니다. 우리 몸의 자연스러운 변화에 귀 기울이고, 올바른 방법으로 돌본다면 충분히 건강하고 활력 넘치는 삶을 지속할 수 있습니다. 좌훈음파운동기는 당신의 골반 건강을 회복하고, 삶의 활력을 되찾는 여정의 든든한 동반자가 될 것입니다. 오늘부터 당신의 골반에 따뜻한 온기와 활력을 선물해보세요.

아토피 자녀를 위한 사랑

15종 순한 화장품 개발 이야기

"내 아이가 밤새 긁어 피투성이가 되는 모습을 보는 것은
엄마로서 견딜 수 없는 고통이었습니다.
그 절망 속에서 저는 '내 아이에게 가장 좋은 것'을
직접 만들어주겠다는 결심을 했습니다.
15종 순한 화장품은 단순한 제품이 아니라,
엄마의 간절한 사랑과 치유에 대한 집념이 빚어낸 결정체입니다."

침구 혼수매장을 운영하며 사업의 기반을 다져가던 2000년대 초, 제 삶에 가장 큰 숙제가 찾아왔습니다. 바로 큰아이의 극심한 아토피였습니다. 아이는 온몸이 빨갛게 부어오르고, 밤새도록 긁어 상처투성이가 되는 고통에 시달렸습니다. 잠을 제대로 자지 못해 성장에도 영향을 미쳤고, 또래 아이들처럼 뛰어놀지도 못하는 모습은 저에게 큰 절망감을 안겨주었습니다.

스테로이드의 딜레마 : 근본적인 치유를 찾아서

병원에서는 스테로이드 연고를 처방해주었습니다. 연고를 바르면 잠시나마 피부가 진정되는 듯했지만, 이는 일시적인 미봉책에 불과했습니다. 아이의 피부는 점점 얇아지고 예민해졌으며, 스테로이드에 대한 의존성만 높아지는 것 같았습니다. '이것이 과연 내 아이를 위한 최선의 방법일까?' 하는 의문이 끊이지 않았습니다.

저는 식품영양학을 전공하며 쌓은 지식과 어린 시절부터 몸으로 익힌 자연의 지혜를 바탕으로 근본적인 치유 방법을 찾기 시작했습니다. 제가 겪었던 아토피 자녀의 고통은 단순한 피부 문제가 아니라, 몸속 순환과 면역 체계의 문제에서 비롯된다는 것을 직감했습니다. 아이의 아토피가 저를 자연치유의 길로 이끌었고, 그 과정에서 저는 '치유는 몸 전체의 균형을 되찾는 것'이라는 확신을 갖게 되었습니다.

엄마의 간절함이 빚어낸 연구와 개발

아이의 아토피를 치료하기 위해 저는 피부의 구조와 기능, 각종 피부 질환의 원리, 그리고 천연 재료의 효능에 대해 미친 듯이 파고들었습니다. 도서관과 인터넷을 뒤지고, 관련 전문가들을 찾아다니며 자문을 구했습니다. 심지어 피부관리사 자격증까지 취득하며 피부에 대한 전문성을 더욱 깊이 있게 다졌습니다.

그 과정에서 저는 '피부가 숨 쉬는 것의 중요성'과 '피부에 자극을 주지 않는 것'이 가장 중요하다고 결론 내렸습니다. 시중에 나와 있는 대부분의 화장품에는 아이의 민감한 피부에 자극을 줄 수 있는 화학 성분들이 포함되어 있었습니다.

"내 아이에게 가장 안전하고 효과적인 화장품은 엄마가 직접 만드는 수밖에 없다."

이것이 제가 15종 순한 화장품 개발에 뛰어든 결정적인 이유였습니다. '이 제품을 내 아이가 쓴다면?' 이 질문은 저에게 모든 타협을 불가능하게 만들었습니다. 수익성이나 생산 효율성보다 아이의 피부에 단 0.1%의 자극이라도 줄 수 있는 가능성이 있다면 과감히 포기했습니다.

들꽃잠 화장품의 3대 핵심 특징: 자극 없음, 순함, 뛰어난 보습력

들꽃잠 화장품은 이러한 엄마의 간절한 마음과 치열한 연구 끝에 탄생했습니다.

• **자극 없음 :** 아이의 극도로 민감한 피부에도 안심하고 사용할 수 있도록, 불필요한 화학 성분은 철저히 배제하고 피부에 부담을 주지 않는 자연 유래 성분만을 엄선했습니다.

• **순함 :** 피부 본연의 힘을 길러주는 데 집중했습니다. 자극적인 성분으로 일시적인 효과를 내기보다, 피부 장벽을 강화하고 스스로 건강해질 수 있도록 돕는 순한 처방을 고집했습니다.

• **뛰어난 보습력 :** 아토피 피부는 건조함이 가장 큰 문제입니다. 피부 속 깊이 수분을 채워주고, 보습막을 형성하여 수분 증발을 막아주는 데 초점을 맞췄습니다.

처음에는 소량씩 직접 만들어서 아이에게 발라주었습니다. 그리고 놀랍게도, 아이의 피부는 점점 진정되고 촉촉해졌습니다. 밤새 긁어대던 손길이 줄어들고, 아침에는 뽀송뽀송한 피부로 잠에서 깨어나는 아이의 모습을 보며 저는 말할 수 없는 감격과 희망을 느꼈습니다.

사랑이 낳은 15종의 다양한 제품군

아이의 피부가 좋아지는 것을 보며, 저는 이 제품을 더 많은 아이들과 아토피로 고통받는 사람들과 나누고 싶다는 확신을 가졌습니다. 얼굴에 바르는 크림부터 몸에 바르는 로션, 목욕 시 사용하는 클렌저, 그리고 머리부터 발끝까지 사용할 수 있는 올인원 제품까지. 다양한 피부 고민에 맞출 수 있도록 15종의 순한 화장품 라인업을 구축했습니다.

이 모든 제품들은 '내 아이가 쓴다'는 마음으로 개발되었습니다. 엄격한 품질 관리와 수많은 테스트를 거쳐, 피부 자극 테스트를 통과하고 아토피 피부에도 안심하고 사용할 수 있는 제품으로 완성되었습니다.

들꽃잠 치유 시스템의 완성 : 몸 안팎의 조화

들꽃잠 화장품은 단순히 피부에 바르는 제품을 넘어, 들꽃잠의 통합적인 치유 시스템의 중요한 한 부분이 되었습니다. 몸을 따뜻하게 데우는 온열 찜질 제품들과 함께 사용하면 시너지 효과를 낼 수 있습니다.

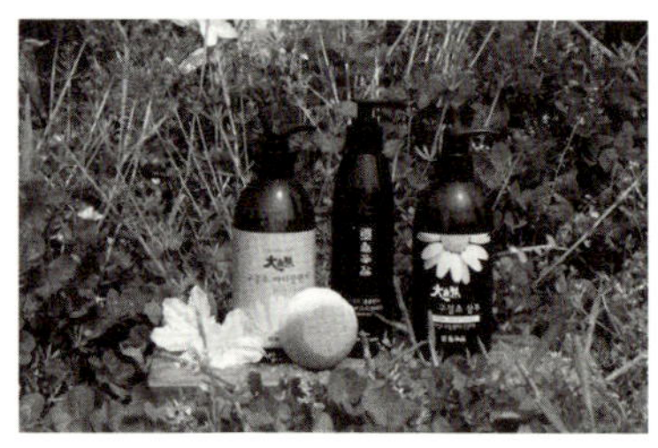

내 아이가 쓴다는 마음으로 개발한
아토피 제품들

• **몸 안의 치유 :** 온열매트와 팥찜질팩으로 몸의 체온을 높이고 혈액순환을 개선하여 면역력을 강화합니다.

• **몸 밖의 치유 :** 순한 화장품으로 피부 장벽을 건강하게 만들고, 외부 자극으로부터 피부를 보호합니다.

이렇게 몸 안팎의 치유가 조화를 이룰 때, 아토피와 같은 만성 피부 문제들은 더욱 효과적으로 관리되고 개선될 수 있습니다.

엄마의 사랑이 전하는 희망의 메시지

지금도 저는 아토피로 고통받는 아이들과 그 가족들을 보면 제 과거의 모습이 떠올라 마음이 아픕니다. 하지만 동시에 희망의 메시지를 전할 수 있습니다. "포기하지 마세요. 당신의 아이도 건강해질 수 있습니다."

들꽃잠의 15종 순한 화장품은 단순히 피부를 좋게 하는 제품이 아닙니다. 엄마의 간절한 사랑과 치유에 대한 집념, 그리고 아픔을 통해 얻은 귀한 깨달음이 담겨 있는 '회복을 위한 도구'입니다. 이 제품들이 더 많은 아이들과 가족들에게 건강한 피부와 함께 평온한 밤, 그리고 행복한 일상을 선물해주기를 진심으로 소망합니다.

당신의 아이에게, 그리고 당신의 가족에게, 사랑으로 만든 따뜻한 치유를 선물해보세요.

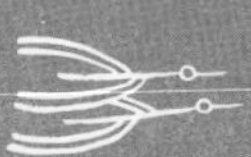

치유는 몸과
마음이 함께 가는 여정

6장

기적이 피어나는 현장

고객들의 감동 스토리

걷지 못하던 분의 기적

계단도 오르지 못하던 고객의 변화

"때로 우리는 우리 몸이 가진 회복력의 크기를 과소평가합니다.
몸이 보내는 작은 신호에 귀 기울이고, 필요한 온기를 전달했을 때,
우리 몸은 생각지도 못한 기적을 선물합니다.
제가 직접 목격한 수많은 기적 중 가장 인상 깊었던
한 분의 이야기입니다."

어느 날, 저희 힐링센터 문을 열고 들어서던 한 고객님의 모습은 제 마음을 아프게 했습니다. 70대 후반으로 보이시는 그분은 극심한 무릎 통증으로 인해 한 발 한 발 내딛는 것조차 힘겨워하셨습니다. 지팡이에 몸을 의시하고, 보호자의 부축을 받으며 겨우겨우 발걸음을 옮기셨습니다. 특히 센터 내 족욕실로 향하는 몇 계단을 오르는

모습은 안쓰러울 정도였습니다. 한 계단, 한 계단을 오를 때마다 고통스러운 신음 소리가 새어 나왔고, 온몸에 힘을 주며 겨우 난간을 잡고 올라오시는 모습은 마치 산을 오르는 등반가 같았습니다. 그분의 얼굴에는 통증과 함께 깊은 절망감이 드리워져 있었습니다.

상담을 통해 그분의 이야기를 들었습니다. 오랫동안 무릎 통증으로 고생하셨고, 병원 치료에도 큰 차도가 없었다고 합니다. 이제는 계단을 오르내리는 것조차 일상생활의 큰 장애물이 되어버렸다고, 삶의 활력을 완전히 잃어버린 듯한 표정이었습니다. 저는 그분의 손을 잡고 말씀드렸습니다. "어머님, 저희가 어머님의 모든 고통을 한 번에 없앨 수는 없을지 모릅니다. 하지만 어머님의 몸이 스스로 회복할 수 있는 힘을 되찾도록 돕겠습니다. 몸에 따뜻한 온기를 넣고, 순환을 원활하게 하면 분명히 변화가 있을 거예요."

세 번째 방문만에 찾아온 기적

첫 번째 찜질 관리부터 그분은 온열매트 위에서 몸 전체를 따뜻하게 데우고, 통증이 심한 무릎 부위에 팥찜질팩을 올려 집중적으로 온기를 전달했습니다. 저는 옆에서 그분의 손을 잡고 "지금은 아무 생각 마시고 몸이 좀 풀리게 편안히 계시면 돼요"라고 속삭이며 몸이 이완되도록 도왔습니다. 처음에는 몸이 너무 경직되어 따뜻한 온기조차 제대로 받아들이지 못하는 듯했습니다. 하지만 저는 인내심을 갖고 꾸준히 따뜻한 기운을 불어넣었습니다.

두 번째 방문 때, 그분은 여전히 부축을 받으며 오셨지만, 첫 번째보다 계단을 오르는 속도가 조금 빨라진 듯했습니다. 저는 그 작은 변화에도 큰 의미를 부여하며 격려해 드렸습니다. "어머님, 몸이 조금씩 반응하고 있는 거예요. 우리 몸은 정말 놀랍도록 지혜롭습니다. 따뜻한 온기를 통해 스스로 치유하고 있는 거예요."

그리고 세 번째 방문이었습니다. 그날 아침, 저는 놀라운 광경을 목격했습니다. 그분이 부축 없이, 지팡이도 없이, 스스로 계단을 오르고 계신 것이었습니다. 얼굴에는 고통 대신 환한 미소가 가득했습니다. 족욕실에 도착하자마자 그분은 옆에 계신 다른 고객들에게 말씀하셨습니다.

"여러분, 제가 여기 며칠 전에는 기어 올라왔는데, 지금은 이렇게 혼자서 올라왔어요! 세상에 이런 일이 있을 수 있나요? 정말 기적 같아요!"

그분의 목소리에는 감격과 흥분이 가득했고, 그 모습을 본 다른 고객들도 함께 박수를 치며 기뻐했습니다. 그날 그분은 마치 오랫동안 갇혀 있던 감정의 문이 열린 듯, 그동안 겪었던 고통과 변화의 과정을 눈물과 함께 이야기하셨습니다. 단순히 무릎 통증이 사라진 것을 넘어, 그분은 삶의 활력을 되찾고 새로운 희망을 얻으신 듯했습니다.

치유는 몸과 마음이 함께 가는 여정

이 고객님의 사례는 저에게 '치유는 몸과 마음이 함께 가는 여정'이라는 것을 다시 한번 깨닫게 해주었습니다. 몸에 따뜻한 온기를 전달하여 혈액순환을 개선하고 근육의 긴장을 풀어주는 것도 중요하지만, 그 과정에서 '할 수 있다'는 믿음과 긍정적인 마음을 불어넣어 주는 것이 얼마나 중요한지 말입니다.

그분은 이후로도 꾸준히 저희 센터를 찾아 관리를 받으셨고, 이제는 누구의 도움도 없이 자유롭게 걸어 다니며 활기찬 노년을 보내고 계십니다. 심지어 다른 무릎 통증 환자들에게 저희 센터를 적극적으로 추천하며 '걷지 못하던 제가 이렇게 변했습니다'라고 직접 간증해주시는 홍보대사 역할까지 자처하고 계십니다.

이 기적은 단지 한 사람의 무릎 통증이 나았다는 것을 넘어섭니다. 그것은 절망에 빠진 이들에게 희망을 전하고, 우리 몸이 지닌 놀라운 자연치유력에 대한 확신을 심어주는 살아있는 증거입니다. 들꽃잠은 단순히 제품을 판매하는 곳이 아닙니다. 이곳은 바로 '기적이 피어나는 현장'이며, 고객 한 분 한 분의 회복이 곧 저희의 가장 큰 보람이자 사명입니다.

"몸은 스스로 치유할 수 있는 능력을 가지고 있습니다. 단지 당신의 따뜻한 관심과 믿음이 필요할 뿐입니다." 오늘 당신의 몸이 보내는 작은 신호에 귀 기울여 보세요. 그리고 그곳에 따뜻한 온기를 선물해보세요. 당신의 몸은 분명히 당신에게 놀라운 기적을 선물할 것입니다.

항암 중에도 생긴 복근

치료 과정에서의 놀라운 회복 사례

"항암 치료는 체력과 면역력을 바닥까지 떨어뜨리는 고통스러운 과정입니다. 많은 분들이 항암 중에는 몸이 쇠약해지는 것을 당연하게 여깁니다. 하지만 제가 만난 한 고객님은 그 통념을 완전히 깨고, 항암 중에도 오히려 몸의 활력을 되찾아 '복근'까지 만드셨습니다. 몸이 가진 자연치유력의 위대함을 다시 한번 일깨워준 기적 같은 이야기입니다."

항암 치료는 그 어떤 치료보다 환자의 몸과 마음을 지치게 만듭니다. 극심한 피로, 메스꺼움, 구토, 탈모, 그리고 면역력 저하로 인한 각종 감염과 합병증은 환자들을 절망의 늪으로 빠뜨립니다. 제가 힐링센터를 운영하며 만나는 항암 환자분들도 대부분 기력이 쇠하고 무기력감에 시달리는 경우가 많았습니다.

그런데 난소암으로 항암 치료 중이던 한 고객님은 달랐습니다. 처음 센터에 오셨을 때, 물론 항암의 영향으로 체력이 떨어져 보이셨지만, 그분의 눈빛에는 삶에 대한 강한 의지와 회복에 대한 간절함이 있었습니다. 저는 그분의 의지를 보고 확신했습니다.

"이분은 분명히 회복될 수 있다."

저는 그분께 들꽃잠의 핵심 치유 원칙을 제안했습니다. '따뜻함, 수면, 순환, 스트레칭'이라는 네 가지 기둥을 항암 치료와 병행하여 몸의 자연치유력을 극대화하는 루틴이었습니다. 그리고 그분은 제가 제안한 루틴을 놀랍도록 철저하게 지키셨습니다.

심부온열을 통한 면역력 유지

그분은 매일 들꽃잠 온열매트를 사용하여 몸의 심부 온도를 높이는 데 집중하셨습니다. 항암 치료는 몸을 차갑게 하고 면역력을 떨어뜨리기 쉽습니다. 하지만 온열매트를 통해 몸속 깊숙이 온기를 전달하여 혈액순환을 원활하게 하고, 백혈구와 같은 면역세포의 활동을 활성화했습니다. 이는 항암 치료로 인해 손상될 수 있는 몸의 방어 체계를 굳건히 지키는 데 결정적인 역할을 했습니다.

좌훈음파운동기와 케겔운동의 시너지

특히 그분은 좌훈음파운동기를 활용한 케겔운동 루틴을 매우 중요하게 여기셨습니다.

암환우분들은 기력이 없어 직접 케겔운동을 하기 힘든 경우가 많은데, 이 기기는 가만히 앉아만 있어도 좌훈의 따뜻한 온기와 음파진동이 골반 주변의 혈액순환을 촉진하고, 자연스럽게 골반저근을 강화해줍니다.

그 결과 전신 순환이 개선되고, 항암 치료 과정에서 흔히 나타나는 부작용을 최소화하는 데 큰 도움이 되었습니다. 실제로 많은 항암 환자들이 겪는 구내염(입안 염증)이나 소화기계 부작용이 그분에게는 거의 나타나지 않았습니다. 그분은 "나는 항암 기간 동안 구내염 한 번 없이 보냈다"라고 자랑하실 정도였습니다.

충분하고 질 좋은 수면

항암 치료 중에는 불면증에 시달리는 경우가 많습니다. 하지만 그분은 온열매트 위에서 깊고 편안한 잠을 주무셨습니다. 충분한 수면은 손상된 세포를 복구하고, 에너지를 재충전하며, 면역력을 회복하는 데 필수적입니다. 깊은 잠은 몸이 스스로 치유할 수 있는 가장 강력한 시간을 선물했습니다.

꾸준한 스트레칭

몸의 유연성을 유지하고 근육의 긴장을 푸는 스트레칭도 게을리하지 않으셨습니다. 이는 혈액순환을 더욱 원활하게 하고, 몸의 활력을 유지하는 데 기여했습니다.

항암 중에도 빛나는 활력 : 복근의 탄생

이러한 루틴을 꾸준히 실천한 결과, 그분은 항암 치료 과정에서 모두를 놀라게 하는 변화를 보여주셨습니다. 항암 중임에도 불구하고 구내염 하나 없이 건강하게 지내셨고, 무엇보다 "제가 항암 중인

데 복근이 생겼다"며 활짝 웃으시며 사진을 보여주셨습니다.

그분의 복근은 단순히 근육을 넘어선 의미였습니다. 항암이라는 극한의 상황 속에서도 몸의 활력을 잃지 않고, 오히려 스스로를 돌보고 강화한 강한 의지와 생명력의 상징이었습니다. 의료진조차 놀라워하며 "어떻게 항암 중에 이럴 수 있느냐?"고 물을 정도였습니다.

희망의 전도사로 거듭나다

그분은 항암 치료를 성공적으로 마치고, 지금도 저희 센터를 꾸준히 이용하며 건강 관리를 이어가고 계십니다. 그리고 이제는 자신이 겪은 놀라운 경험을 바탕으로 다른 암 환우들에게 희망과 응원의 메시지를 전하는 '희망의 전도사' 역할까지 자처하고 계십니다.

그분의 이야기를 들을 때마다 저는 깊은 감동을 받습니다. 우리 몸이 가진 자연치유력은 우리가 상상하는 것 이상으로 위대하다는 것을 다시 한번 깨닫습니다. 항암 치료가 몸을 공격하는 과정이라면, 들꽃잠의 온열법은 몸의 방어력을 높여 스스로 싸울 힘을 길러주는 것입니다. 마치 '하얀 늑대에게 밥을 주는' 것처럼, 몸속의 정상세포와 면역세포를 강화하여 외부의 공격으로부터 스스로를 지킬 수 있도록 돕는 것입니다.

이 사례는 단순히 '복근이 생겼다'는 가시적인 변화를 넘어섭니다.

그것은 절망 속에서도 희망을 찾고, 몸이 가진 잠재력을 믿으며, 스스로의 삶을 주체적으로 이끌어가는 한 인간의 위대한 승리입니다.

"병은 우리가 생각하는 것보다 훨씬 더 큰 치유력을 가지고 있습니다. 단지 우리가 그 힘을 깨워주지 않을 뿐입니다." 항암 치료가 힘겨운 여정일지라도, 당신의 몸을 따뜻하게 돌보고, 올바른 루틴을 꾸준히 실천한다면, 분명히 놀라운 회복을 경험할 수 있습니다. 당신의 몸은 당신이 생각하는 것보다 훨씬 더 강합니다.

숙면의 기쁨

5년, 10년 불면증에서 벗어난 이야기들

"밤이 두려웠던 분들이 이제는 잠자리에 드는 시간을 기다립니다. 5년, 10년 묵은 불면의 고통에서 벗어나 '아픈 지 20년 만에 처음으로 개운함을 느꼈다'는 고객들의 이야기는, 숙면이 얼마나 큰 치유의 선물인지를 다시 한 번 일깨워줍니다."

밤은 휴식과 재충전의 시간이어야 합니다. 하지만 불면증에 시달리는 분들에게 밤은 고통과 불안, 그리고 절망의 연속입니다. 저 역시 깊은 우울감과 전신통증으로 힘겨웠던 시절, 불면증에 시달리며 밤마다 뒤척이던 기억이 생생합니다. 잠들지 못하는 밤은 저를 더욱 지치게 만들었고, 낮의 통증과 피로를 가중시키는 악순환이었습니다.

힐링센터를 운영하며 만나는 고객들 중에는 오랜 불면증으로 삶의 활력을 잃어버린 분들이 많습니다. 매일 밤 수면제를 복용해야만 겨우 잠들 수 있거나, 밤새도록 몇 번씩 깨어나 아침에는 더욱 피곤함을 느끼는 분들, 심지어는 잠자리에 드는 것 자체를 두려워하는 분들도 계셨습니다.

불면, 몸과 마음의 긴장에서 비롯된 신호

불면증의 원인은 다양하지만, 제가 경험하고 연구한 바에 따르면 그 핵심에는 '몸과 마음의 긴장'이 깊이 자리하고 있습니다. 몸이 차갑고 순환이 원활하지 않으면 근육이 경직되고, 이는 신경을 자극하여 잠을 방해합니다. 또한 스트레스와 불안, 걱정은 뇌를 쉬지 못하게 하여 수면을 방해합니다. 우리 몸은 긴장 상태에서는 외부 위협에 대비하는 '교감신경'이 활성화되어 잠들기 어렵습니다. 숙면을 위해서는 몸과 마음이 이완되는 '부교감신경'이 활성화되어야 합니다. 들꽃잠의 치유법은 바로 이 긴장 상태를 해소하고, 몸과 마음을 자연스러운 수면 상태로 유도하는 데 초점을 맞춥니다.

따뜻함이 선사하는 깊은 잠의 기적

가장 핵심적인 방법은 몸을 따뜻하게 데우는 것입니다. 특히 잠들기 1~2시간 전 온열매트나 팥찜질팩으로 몸을 충분히 데우는 것이 중요합니다. 몸이 따뜻해지면 혈관이 확장되어 혈액순환이 원활해지고, 긴장했던 근육이 이완됩니다. 이때 몸의 심부 온도가 살짝 올라갔다가 서서히 내려가면서 멜라토닌 분비를 촉진하여 자연스럽게 잠이 쏟아집니다. 마치 따뜻한 물에 몸을 담그면 나른해지는 것과 같은 원리입니다.

여기에 잠자리 스트레칭을 병행하면 그 효과는 더욱 커집니다. 하루 종일 쌓인 몸의 긴장을 풀어주고, 굳었던 근육을 부드럽게 이완시키면, 몸은 비로소 '이제 쉬어도 좋다'는 신호를 받게 됩니다.

오랜 불면을 이겨낸 고객들의 이야기

저희 힐링센터에는 수많은 불면증 고객들이 찾아오셨고, 그분들의 회복 스토리는 들꽃잠의 가장 큰 자부심입니다.

5년간 밤이 두려웠던 A 고객님

A 고객님은 5년 넘게 불면증에 시달리셨습니다. 매일 밤 2-3시

간밖에 잠들지 못했고, 그마저도 자주 깨어나 아침에는 늘 머리가 무겁고 몸이 천근만근이었습니다. 수면제를 복용했지만, 시간이 갈수록 효과가 줄어드는 것 같아 걱정이 많으셨습니다. 저희 센터에 오셔서 온열매트와 팥찜질팩으로 매일 저녁 몸을 데우고, 잠자리 스트레칭을 꾸준히 하셨습니다. 첫 며칠은 여전히 잠들기 어려워하셨지만, 일주일이 지나자 잠드는 시간이 조금씩 빨라졌습니다. 그리고 2주째 되던 날 아침, 고객님은 눈물을 글썽이며 말씀하셨습니다. "사장님, 어젯밤에 제가 처음으로 이렇게 개운하게 잤어요. 머리가 맑고, 몸이 가벼워요. 정말 꿈만 같아요." 그 이후로 고객님은 수면제 없이도 평균 6-7시간의 숙면을 취하게 되셨고, 낮 동안의 활력도 완전히 되찾으셨습니다.

10년간 불면의 터널에 갇혔던 B 고객님

B 고객님은 무려 10년간 불면증으로 고통받으셨습니다. 좋다는 모든 방법을 다 해봤지만 소용이 없었다고 했습니다. 몸은 늘 차가웠고, 신경이 예민해져 작은 소리에도 잠을 깼습니다. 저는 그분께 몸의 온도를 높이는 것과 함께 마음의 긴장을 푸는 것의 중요성을 강조했습니다. 온열매트 사용과 함께, 심호흡과 감사 일기를 통한 마음 챙김을 병행하도록 권했습니다. 처음에는 반신반의했지만, 매일 꾸준히 루틴을 지키셨습니다. 몇 달 후, B 고객님은 완전히 다른 사람이 되어 나타나셨습니다. 얼굴에는 생기가 돌고, 목소리에는 활력

이 넘쳤습니다. "이제는 잠자리에 드는 시간이 기다려져요. 깊은 잠을 자고 나면 세상이 달라 보여요. 이렇게 평안하게 잠들 수 있다는 게 얼마나 큰 축복인지 몰랐습니다."

숙면이 가져다주는 삶의 변화

이처럼 숙면은 단순히 피로를 해소하는 것을 넘어, 삶 전체를 변화시키는 힘을 가지고 있습니다.

- **신체적 활력 :** 충분한 수면은 낮 동안의 피로를 회복하고, 에너지를 재충전하여 활력 넘치는 하루를 보낼 수 있게 합니다.

- **정신적 안정 :** 뇌의 휴식과 정리를 통해 스트레스와 불안감을 줄여주고, 감정 조절 능력을 향상시켜 마음의 평화를 가져다줍니다.

- **면역력 강화 :** 깊은 잠은 면역세포의 활동을 활성화하여 질병으로부터 몸을 보호하는 방어력을 높입니다.

- **인지 능력 향상 :** 기억력, 집중력, 문제 해결 능력이 향상되어

업무 효율과 학습 능력이 좋아집니다.

오늘 밤, 당신도 숙면의 기쁨을 누리세요

불면증은 더 이상 당신의 삶을 지배하게 두지 마세요. 수면은 우리의 가장 기본적인 욕구이자, 몸이 스스로 치유할 수 있도록 돕는 가장 강력한 도구입니다. "100일이면 피가 바뀐다"는 자연치유의 원리처럼, 꾸준히 몸을 돌보는 습관을 실천하면 반드시 변화를 경험할 수 있습니다.

오늘 밤부터 당신만의 숙면 루틴을 시작해보세요.

- **잠들기 1~2시간 전 :** 온열매트나 팥찜질팩으로 몸을 충분히 데워 이완시킵니다.

- **잠자리 스트레칭 :** 간단한 스트레칭으로 몸의 긴장을 풀어줍니다.

- **심호흡 :** 복식호흡으로 들이마시고 내쉬는 과정을 천천히 반복하며 심신을 안정시킵니다.

• **마음 챙김 :** 감사한 일들을 떠올리거나, 조용한 음악을 들으며 마음을 평화롭게 합니다.

이 작은 실천들이 모여 당신의 밤을 평온함으로 채우고, 아침을 개운함으로 열어줄 것입니다. 당신의 몸은 당신이 생각하는 것보다 훨씬 더 큰 회복력을 가지고 있습니다. 불면의 터널을 지나 숙면의 기쁨을 누리는 당신의 모습을 진심으로 응원합니다.

수술 없는 치유

요실금, 전립선 문제의 자연 개선 사례

"삶의 질을 크게 떨어뜨리는 요실금과 전립선 문제.
많은 분들이 이 고민을 혼자 삭이거나, 결국 수술대에 오르는 것을
마지막 선택지로 여깁니다. 하지만 저는 몸의 지혜를 믿고 꾸준히
돌본다면, 칼을 대지 않고도 삶의 활력을 되찾을 수 있음을
수많은 고객 사례를 통해 확인했습니다."

요실금은 여성에게, 전립선 비대증은 남성에게 흔히 찾아오는 고민입니다. 이 문제는 단순히 신체적인 불편함을 넘어, 사회생활과 대인관계, 심지어는 수면의 질까지 심각하게 저하시키곤 합니다. 부끄러움 때문에 쉽게 털어놓지 못하고 혼자 고통받는 분들도 많습니다. 저 역시 힐링센터에서 이 문제를 안고 찾아오시는 분들을 보며 마음

아파했고, 그들에게 희망을 드리고자 노력했습니다.

골반 약화와 순환 정체 : 문제의 근원

이러한 비뇨생식기계 문제들은 대부분 골반저근의 약화와 하복부 순환의 정체에서 비롯됩니다. 여성의 경우 출산과 노화, 남성의 경우 장시간 앉아 있는 생활 습관이나 스트레스 등이 골반 주변의 근육을 약화시키고 혈액순환을 방해합니다. 골반 주변의 기혈 순환이 원활하지 않으면 방광과 요도, 전립선 등 하복부 장기들이 제 기능을 다하기 어려워집니다. 이는 제가 늘 강조하는 '몸의 차가움'과도 밀접하게 연결됩니다. 하복부가 차가우면 혈관이 수축되고, 혈액과 림프의 흐름이 방해받아 노폐물이 쌓이게 됩니다.

저는 이러한 문제의 근원을 해결하기 위해 몸의 온기를 되찾고, 골반 주변의 순환을 활성화하며, 핵심 근육을 강화하는 자연적인 방법을 제안합니다. 외과적인 시술 없이도 우리 몸이 스스로 회복할 수 있는 환경을 만들어주는 것입니다.

자연 치유를 위한 핵심 루틴 : 온기와 미세 진동의 조화

제가 요실금과 전립선 문제로 고민하는 고객들에게 가장 먼저 권하는 것은 좌훈음파운동기를 활용한 골반 케어 루틴입니다. 이는 전통적인 좌훈의 지혜와 현대 과학 기술이 결합된 들꽃잠만의 특별한 치유 도구입니다.

- **심부온열의 전달 :** 좌훈음파운동기는 하복부와 회음부에 따뜻한 온기를 직접 전달합니다. 이 온기는 단순히 피부 표면을 데우는 것을 넘어, 방광, 자궁, 전립선 등 심부 장기까지 스며들어 혈액순환을 원활하게 합니다. 따뜻해진 골반은 근육의 긴장을 이완시키고, 혈류를 개선하여 장기들이 본래의 기능을 회복하도록 돕습니다.

- **음파 진동을 통한 근육 활성화 :** 좌훈음파운동기의 핵심은 특정 주파수의 음파 진동입니다. 이 미세한 진동은 의식적으로 수축하기 어려운 골반저근 같은 심부 근육을 부드럽게 마사지하고 활성화시킵니다. 마치 수천 개의 작은 손이 골반저근을 섬세하게 운동시키는 듯한 효과입니다.그 결과 요실금 예방을 위한 케겔운동 효과가 극대화되며, 동시에 전립선 주변 근육의 긴장을 풀어주는 데도 도움을 줍니다.

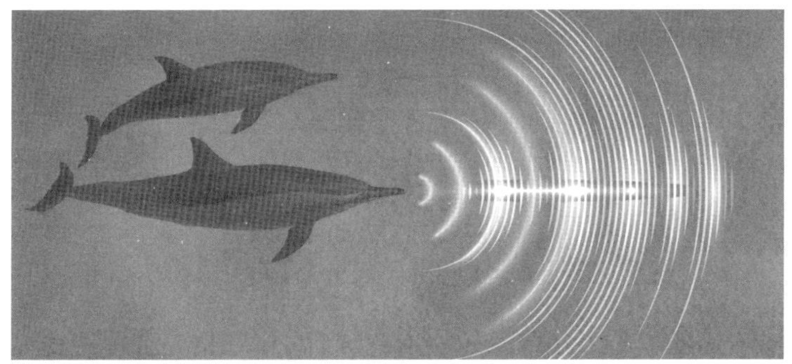

고래의 초음파처럼, 전신에 퍼지고 깊은 층까지 작용

• **고래의 초음파처럼, 깊숙이 전해지는 힘** : 일반 모터 진동기는 피부 표면만 덜덜 울려 일시적인 자극만 주지만, 음파운동기는 물을 매질로 삼아 파동을 전달합니다. 고래가 바다 속에서 수천km 떨어진 곳까지 초음파로 교감할 수 있는 것도 물이 파동을 가장 잘 전달하는 매질이기 때문입니다.

우리 몸 역시 약 70%가 물로 이루어져 있어, 음파가 혈액 · 림프 · 세포액을 따라 전신에 퍼지고 깊은 층까지 작용합니다. 그래서 하체 코어 근육 강화는 물론, 머리가 맑아지고 종아리 당김이 개선되는 등 전신적인 효과가 나타납니다. 즉, 음파운동기는 단순 자극이 아니라 몸 전체의 균형과 활력을 되살리는 근본적인 회복 운동입니다.

노폐물 배출 촉진

온기와 진동은 림프 순환을 촉진하여 하복부에 쌓인 노폐물과 독소 배출을 돕습니다. 이는 염증 완화에도 기여하여 전립선 비대증이나 만성 전립선염으로 인한 불편함을 줄여줍니다.

전신 순환의 개선:골반은 전신 순환의 중요한 허브입니다. 골반의 순환이 개선되면 하체는 물론 전신의 혈액순환이 원활해지고, 이는 전반적인 건강 증진으로 이어집니다.

수술 없이 되찾은 삶의 질 : 감동적인 고객 사례

저희 힐링센터에서 좌훈음파운동기를 꾸준히 사용하며 놀라운 변화를 경험하신 고객님들의 이야기는 저에게 큰 보람이자, 자연 치유의 힘에 대한 확신을 심어줍니다.

요실금으로 잠 못 이루던 70대 여성 고객님

이 고객님은 70대 후반의 여성으로, 요실금 때문에 외출은 물론 밤잠까지 설치는 고통을 겪고 계셨습니다. 큰 결심을 하고 수술까지 했는데도 해결되지 않아서 몇 년을 여전히 고통스럽게 지내고 계시다가 찾아오셨습니다. 밤에는 화장실을 3~4번씩 가야 했고, 이로 인해 깊은 잠을 잘 수 없어 만성 피로와 우울감에 시달리고 계셨습니다.

외출할 때는 물도 잘 안 드신다고 했어요. 소변을 못 참기 때문에 저는 그분께 좌훈음파운동기를 활용한 집중적인 골반 케어 루틴을 제안했습니다. 매일 먼저 좌훈온열 10분 음파운동 15분씩 2~3번 꾸준히 좌훈음파운동기를 사용하시고, 제가 알려드린 간단한 골반저근 강화 운동을 병행하셨습니다. 처음에는 큰 기대를 하지 않으셨지만, 2주 정도 지나자 변화가 나타나기 시작했습니다. 밤에 화장실 가는 횟수가 줄어들고, 낮에도 소변을 참는 힘이 생기기 시작한 것입니다.

1개월이 지난 후, 고객님은 눈물을 글썽이며 저에게 감사 인사를 전하셨습니다. "대표님, 이제 밤에 화장실을 한 번도 안 가도 돼요! 이렇게 편안하게 잠들 수 있다는 게 꿈만 같아요. 소변도 참을 수가 있게 되서 요실금 걱정 없이 외출도 하고, 잃었던 자신감까지 되찾았습니다." 그분의 얼굴에는 오랜 고통에서 해방된 환한 미소가 가득했습니다. 수술로도 해결되지 않았던 문제가 자연적인 방법으로 개선된 기적이었습니다.

전립선 문제로 힘겨워하던 60대 남성 고객님

이 고객님은 60대 후반 남성으로, 전립선 비대증으로 인해 배뇨 불편감과 야간뇨에 시달리고 계셨습니다. 밤마다 화장실을 들락거리느라 수면의 질이 극도로 나빠졌고, 이로 인해 전신 피로와 무기력감이 심했습니다.

저는 그분께도 좌훈음파운동기를 권해드렸습니다. 처음에는 "남자가 무슨 좌훈이냐"며 반신반의하셨지만, 제 남편의 경험담을 들려드리며 설득했습니다. 고객님은 매일 꾸준히 좌훈음파운동기를 사용하셨습니다. 따뜻한 온기와 미세 진동이 전립선 주변의 긴장을 풀어주고, 혈액순환을 개선하는 데 초점을 맞췄습니다.

몇 주 후, 고객님은 환한 얼굴로 다시 센터를 찾아오셨습니다. **"사장님, 이제 밤에 화장실에 한 번만 가거나 아예 안 가도 됩니다! 잠을 푹 자니 낮에도 훨씬 개운해요. 이렇게 편안하게 소변 볼 수 있다는 게 얼마나 큰 행복인지 몰랐습니다."** 그분은 마치 잃었던 청춘을 되찾은 듯 활기찬 모습이었습니다.

수술 없는 치유 : 몸의 지혜를 믿다

이러한 사례들은 우리 몸이 가진 놀라운 자연치유력을 다시 한번 증명합니다. 요실금이나 전립선 문제는 단순히 노화나 특정 질병의 결과가 아니라, 몸의 순환과 근육 기능 저하로 인한 경우가 많습니다. 이때 약이나 수술에만 의존하기보다, 몸이 스스로 회복할 수 있는 환경을 만들어주는 것이 중요합니다.

좌훈음파운동기는 단순히 제품을 넘어, 골반 건강의 중요성을 일

깨우고, 스스로 몸을 돌보는 지혜를 전달하는 도구입니다. 따뜻함과 미세 진동이 몸의 순환을 활성화하고 근육을 강화하여, 여성과 남성 모두가 삶의 활력을 되찾을 수 있도록 돕습니다.

'나이 들면 어쩔 수 없다'는 체념 대신, '내 몸은 스스로 회복할 수 있다'는 믿음을 가지세요. 당신의 몸은 당신이 생각하는 것보다 훨씬 더 강하고 지혜롭습니다. 오늘부터 당신의 골반에 따뜻한 관심과 활력을 선물해보세요. 수술 없이도 당신의 삶의 질이 놀랍게 개선될 수 있음을 직접 경험하게 될 것입니다.

새로운 인생

40년 교통사고 후유증과 만성질환을 함께 극복한 이야기

오랜 세월 몸에 새겨진 고통은 단순히 육체의 문제가 아닙니다. 그것은 삶의 활력과 희망까지 앗아가는 무거운 짐이 됩니다. 저희 들꽃잠 힐링센터에는 이런 아픔을 안고 찾아오신 분들이 많습니다. 그중에서도 제 마음에 오래 남아 있는 한 분은 40년 전 교통사고 후유증과 만성 질환을 동시에 안고 살아오신 고객님이었습니다.

40년 동안 몸과 마음을 지배한 통증과 질병

이 고객님은 젊은 시절 교통사고 이후 척추 협착증이 생겨 허리와 다리 통증에 늘 시달리셨습니다. 목과 어깨까지 굳어 움직임이 점점 제한됐고, 만성 통증은 수면 장애와 무기력감, 우울감까지 동반했습니다.

게다가 수십 년간 과로와 스트레스가 겹치면서 내분비계 질환을 앓게 되어 체중과 체온 조절이 잘 되지 않았습니다. 몸이 차가워져 선풍기 앞에 조금만 앉아 있어도 금세 콧물이 나고 기침이 나는 호흡기 민감성이 생겼습니다. 신장 상태가 좋지 않아 감기약조차 마음대로 복용하지 못했고, 결국 병원과 민간요법을 오가며 시간을 보냈지만 만족할 만한 효과를 보지 못했다고 합니다.

통증과 병은 몸에만 남지 않았습니다. 40년이라는 긴 세월 동안 고통은 삶의 활력을 앗아가고, 미래에 대한 기대마저 사라지게 했습니다. "이제는 포기했어요. 그냥 이렇게 사는 게 제 운명인가 봐요…" 고객님의 이 한마디에 그 오랜 체념이 고스란히 묻어 있었습니다.

몸의 지혜를 깨우는 들꽃잠 루틴

저는 고객님께 들꽃잠의 4대 치유 원칙 - '따뜻함 · 수면 · 순환 · 스트레칭'을 중심으로 한 생활 루틴을 제안했습니다.

• **심부온열 관리 :** 매일 그래핀 어싱온열매트 위에서 전신을 따뜻하게 덥히고, 사고 후유증으로 굳어 있던 허리 · 목 · 어깨 부위에는 팥찜질팩과 허리팩을 집중적으로 사용했습니다. 깊숙이 스며드는 온열은 혈관을 확장시켜 혈액순환을 촉진하고, 산소와 영양 공급을 늘려 통증 완화와 조직 회복을 돕습니다.

• **체온 유지와 면역 회복 :** 낮은 체온 때문에 자주 감기 기운을 느끼던 고객님은 꾸준히 팥찜질과 매트를 사용하면서 속이 따뜻해지고 냉기에 대한 저항력이 높아졌습니다. "예전 같으면 선풍기 바람만 쐬어도 콧물이 나는데, 이젠 금세 회복이 된다"는 고객님의 말씀은 체온이 바뀌자 면역이 회복된 변화를 보여주었습니다.

• **수면의 질 개선 :** 통증과 긴장으로 깊이 잠들지 못했지만, 온열이 몸을 이완시키면서 멜라토닌 분비가 촉진되어 밤마다 숙면을 취할 수 있게 되었습니다. "어제는 잠을 2시간이나 더 잤어요!"라는 고객님의 소박한 기쁨은 회복의 시작이었습니다.

• **순환 활성화 :** '제2의 심장'이라 불리는 발을 따뜻하게 하기 위해 발찜질 · 족욕을 습관화했고, 간단한 림프 마사지로 노폐물 배출과 전신 순환을 도왔습니다.

• **부드러운 스트레칭** : 초기에는 통증 때문에 스트레칭조차 어려웠지만, 온열로 몸이 부드럽게 풀린 뒤부터는 무리 없는 범위에서 유연성을 회복해 나갔습니다.

체온이 달라지자 몸이 바뀌었다 : 고객님은 2023년 가을부터 팔찜질을 본격적으로 시작하면서 체중이 서서히 감소하는 놀라운 변화를 경험하셨습니다. 서울성모병원 내분비내과 주치의도 "팔찜질은 꼭 꾸준히 하셔야겠네요"라고 하실 만큼 긍정적인 변화를 인정했습니다.

40년 고통의 터널을 벗어나다 : 새로운 인생의 시작

처음에는 작은 변화에도 크게 기뻐하셨습니다. "어제는 잠을 2시간 더 잤어요!" "목이 조금 부드러워진 것 같아요!" 그런 소박한 변화들이 쌓여 몇 달 후 고객님은 환한 얼굴로 이렇게 말씀하셨습니다.

"사장님, 제가 드디어 40년 만에 새로운 인생을 살게 되었습니다!"

그분의 얼굴에는 더 이상 고통의 그늘이 없었습니다. 밝은 미소와 생기 있는 눈빛이 회복된 삶을 보여주었습니다. 만성 통증은 눈에 띄게 줄었고, 제한적이었던 움직임도 훨씬 자유로워졌습니다. 무엇보다 밤에 깊은 잠을 잘 수 있게 되면서 삶의 질이 완전히 달라졌다고 고백하셨습니다.

이제 고객님은 병원을 전전하지 않고, 들꽃잠의 온열 루틴을 생활 속에서 꾸준히 실천하며 스스로 몸을 관리하고 계십니다. 예전에는 엄두도 내지 못했던 가벼운 산책과 취미 활동도 즐기며, 마치 40년 동안 갇혀 있던 감옥에서 풀려난 듯한 자유를 누리고 계십니다.

몸의 지혜를 믿는 것의 가치

이 고객님의 이야기는 저에게 큰 깨달음을 주었습니다. 때로는 의학적인 치료로도 해결되지 않는 고통이 있지만, 우리 몸에는 놀라운 회복력이 내재되어 있다는 사실입니다. 중요한 것은 그 힘을 믿고, 몸이 스스로 치유할 수 있는 환경을 만들어주는 것입니다.

들꽃잠은 단순히 제품을 판매하는 곳이 아닙니다. 고객들이 자신의 몸이 가진 지혜를 발견하고 그 힘으로 스스로의 삶을 치유해나갈 수 있도록 돕는 따뜻함의 도구와 방법을 제공합니다.

40년 교통사고 후유증과 만성질환을 함께 극복한 이 고객님은 마치 이렇게 말해주신 듯했습니다. 아픔은 끝이 아니라 회복의 시작이며, 그 회복은 자신의 몸이 가진 놀라운 힘을 믿고 매일 꾸준히 따뜻한 습관을 실천하는 것에서 비롯된다는 사실을요. 당신의 몸도 새로운 인생을 선물할 준비가 되어 있습니다.

여성 건강 회복

자궁적출 대신 선택한 자연 치유

"여성에게 자궁은 생명의 요람이자 정체성의 중요한 부분입니다.
하지만 때로는 자궁근종, 내막증 등 다양한 질환으로 인해
자궁적출이라는 어려운 선택의 기로에 놓이기도 합니다.
칼을 대지 않고도 몸의 지혜를 믿고 꾸준히 돌보면,
소중한 자궁을 지켜내고 건강을 회복할 수 있음을 한
고객님의 이야기를 통해 증명하고자 합니다."

저희 힐링센터를 찾아오신 40대 후반의 한 고객님은 깊은 근심에 잠겨 있었습니다. 검진 결과 자궁근종이 상당히 커져 있었고, 의사는 자궁적출을 권유했다고 합니다. 아직 폐경 전이었고, 여성으로서 자신의 몸 일부를 잃는다는 생각에 큰 상실감과 두려움을 느끼고

계셨습니다. 하지만 수술 외에 다른 대안은 없다는 의료진의 말에 절망하고 계셨죠.

저는 그분의 이야기를 들으며 제 과거의 아픔이 떠올랐습니다. 두 차례의 유산과 자궁 주변의 염증으로 고통받았던 경험. 그때 저는 몸의 지혜를 믿고 스스로 치유의 길을 찾아 나섰습니다. 저는 고객님께 조심스럽게 말씀드렸습니다. "몸은 스스로 치유할 수 있는 놀라운 능력을 가지고 있습니다. 자궁적출이 유일한 방법은 아닐 수 있습니다. 우리 몸에 따뜻한 온기를 불어넣고 순환을 개선하면, 분명히 변화가 있을 것입니다."

자궁에 온기를, 몸에 순환을 : 자연 치유의 길

저는 고객님께 '몸의 따뜻함'과 '골반 순환 개선'에 집중하는 들꽃잠의 핵심 루틴을 제안했습니다.

- **심부온열 관리 :** 고객님은 매일 들꽃잠 온열매트를 사용하여 하복부와 골반 전체를 따뜻하게 데우는 데 집중하셨습니다. 자궁근종은 몸이 차갑고 순환이 정체될 때 더 잘 자라는 경향이 있습니다. 따뜻한 온기는 자궁 주변의 혈관을 확장시켜 혈액순환을 원활하게 하고, 굳어 있던 조직들을 부드럽게 이완시켰습니다. 마치 얼어붙은

땅이 따뜻한 봄볕에 녹아내리듯, 자궁 주변에 새로운 생명력이 흐르도록 도왔습니다.

• **좌훈음파운동기를 통한 골반 순환 :** 좌훈음파운동기는 이 루틴의 핵심이었습니다. 전통적인 좌훈의 지혜에 음파 진동을 더해, 자궁과 난소 등 여성 건강의 핵심 부위에 따뜻한 온기와 미세한 자극을 동시에 전달했습니다. 이는 골반 주변의 림프 순환을 촉진하고 노폐물 배출을 도왔으며, 자궁의 자정 능력을 강화하는 데 기여했습니다.

• **따뜻한 식단과 생활 습관 :** 차가운 음료와 음식은 피하고, 몸을 따뜻하게 하는 자연식품 위주로 식단을 바꿨습니다. 또한 규칙적인 수면과 가벼운 스트레칭을 병행하여 전신 순환을 돕고 몸의 회복력을 높였습니다.

놀라운 변화 : 자궁적출을 피한 기적

고객님은 제가 제안한 루틴을 믿고 꾸준히 실천하셨습니다. 처음에는 반신반의했지만, 매일 찜질을 하면서 몸이 점차 가벼워지고, 생리통도 완화되는 것을 느끼셨습니다. 몸이 따뜻해지고 순환이 좋아지면서 전반적인 컨디션이 개선되었고, 얼굴에도 생기가 돌기 시작했습니다.

그리고 3개월 후, 다시 병원을 찾아 검사를 받으셨습니다. 고객님은 물론 의사까지도 놀랄 만한 결과가 나왔습니다. 자궁근종의 크기가 현저히 줄어들었고, 더 이상 자궁적출 수술까지 않으시고 지켜보면서 관리하시면 될 것 같다는 진단을 받으신 것입니다. 고객님은 눈물을 글썽이며 저에게 감사 인사를 전하셨습니다. "사장님, 정말 감사합니다. 제 자궁을 지켜낼 수 있게 해주셔서요. 이제 수술 걱정 없이 살 수 있게 되었어요!" 그분은 이후로도 꾸준히 들꽃잠의 온열 루틴을 이어가고 계십니다. 이제는 자궁근종 때문에 불편함을 느끼는 일 없이 건강하고 활기찬 삶을 살고 있습니다.

이 사례는 단순히 자궁근종의 크기가 줄었다는 결과를 넘어, 여성으로서 자신의 몸을 온전히 지켜냈다는 깊은 의미를 담고 있습니다. 수술만이 답이라고 생각했던 순간, 몸의 따뜻함과 순환의 회복이 스스로의 치유 본능을 깨우고 변화를 만들어낸 것입니다. 그 고객님의 변화는 저에게도 남다른 울림을 주었습니다. 왜냐하면 저 역시 같은 기로에 섰던 적이 있기 때문입니다.

저는 2021년 어느 날 갑자기 하복부에 극심한 통증과 출혈로 병원을 찾았고, 자궁선근증이라는 진단을 받았습니다. 병원에서는 가장 확실한 치료 방법은 자궁적출 수술뿐이라고 권유했습니다. 여성으로서 한순간에 몸의 일부를 잃어야 한다는 현실은 큰 두려움과 상실감으로 다가왔습니다. 그러나 저는 마음을 다잡고 몸의 회복력을 믿기로 결심했습니다. 그때부터 매일 쑥뜸과 들꽃잠 찜질 루틴을 꾸준히 실천하며 하복부와 골반을 따뜻하게 데웠습니다.

또한 몸을 차갑게 하는 음식과 생활 습관을 줄이고, 규칙적인 수면과 가벼운 스트레칭으로 전신 순환을 돕는 습관을 병행했습니다. 그 결과 약 3개월 후 병원 진료에서 정상이라는 진단을 받을 수 있었습니다. 몸의 따뜻함이 순환을 되살리고, 자궁의 자연 치유력을 일깨운 것입니다. 저 역시 이 경험을 통해 다시 한 번 확신하게 되었습니다. "따뜻함이 몸의 회복 본능을 깨운다."

몸의 지혜를 믿는 것의 가치

이 두 이야기는 같은 메시지를 전합니다. 수술이 마지막 선택지가 될 수는 있지만, 그전에 몸이 스스로 회복할 수 있는 환경을 만들어주는 노력이 중요하다는 것입니다. 현대 의학은 놀라운 발전을 이루었지만, 때로는 우리 몸이 가진 자연 치유력의 가능성을 간과하기도 합니다.

들꽃잠은 단순히 제품을 판매하는 곳이 아닙니다. 우리는 고객들이 자신의 몸이 가진 지혜를 발견하고, 그 힘으로 스스로의 삶을 치유해나갈 수 있도록 돕는 도구와 방법을 제공합니다. 자궁적출이라는 큰 기로에서 자연 치유를 선택한 고객님, 그리고 같은 길을 걸었던 저의 경험은 모두 이렇게 말해줍니다.

"아픔은 끝이 아니라 회복의 시작이다. 몸을 따뜻하게 하고 순환을 개선하면 몸이 살아난다!" 여성으로서의 건강과 활력을 되찾고 싶은 모든 분들에게, 들꽃잠의 따뜻한 치유법이 희망의 빛이 되기를 소망합니다.

혈관 건강

스텐트 직전에서 호전된 고지혈증, 고혈압 사례

"현대인의 식생활과 스트레스는 혈관 건강을 위협하는 주범입니다.
고혈압과 고지혈증은 '침묵의 살인자'라 불리며 어느 날 갑자기
심각한 질환으로 이어지곤 합니다. 하지만 약에만 의존하기보다,
우리 몸이 가진 자연치유력을 믿고 생활 습관을 개선한다면,
놀라운 회복이 가능하다는 것을 수많은
고객 사례를 통해 확인했습니다."

우리 힐링센터에는 혈압약과 콜레스테롤 저하제를 달고 사시는 분들이 많습니다. 그중에서도 특히 기억에 남는 한 분이 계십니다. 70대 남성 고객이셨는데, 검진 결과 고지혈증이 너무 심해 혈관이 막힐 위험이 크다며 스텐트 시술을 권유받은 상태였습니다. 혈압도

높아 고혈압 약을 복용하고 계셨지만, 좀처럼 수치가 안정되지 않아 늘 불안해하셨습니다. "시술을 할 수밖에 없다"는 의료진의 말에 큰 충격을 받고 마지막 지푸라기라도 잡는 심정으로 저희 센터를 찾아오셨다고 했습니다.

저는 그분께 말씀드렸습니다. "몸은 스스로 치유할 수 있는 놀라운 능력을 가지고 있습니다. 시술이 불안하시다면, 온열을 한번 해보세요. 우리 몸의 순환을 개선하고, 따뜻한 온기를 불어넣어 혈관을 건강하게 만들면 분명히 변화가 있을 겁니다."

혈관 건강의 핵심 : 몸의 온도와 순환

고혈압과 고지혈증은 결국 혈액이 탁해지고 혈관이 좁아지는 '혈액순환 장애'에서 비롯됩니다. 혈액이 차가워지면 점도가 높아져 흐름이 더뎌지고, 혈관벽에 노폐물이 쌓이기 쉬워집니다. 또한 스트레스와 긴장은 혈관을 수축시켜 혈압을 높이는* 주요 원인이 됩니다.

들꽃잠의 치유법은 이러한 문제의 근원을 해결하는 데 집중합니다. 바로 '몸의 온도를 높여 혈관을 이완시키고, 혈액 순환을 활성화하여 혈액의 질을 개선하는 것'입니다.

따뜻함으로 혈관을 이완시키다

몸을 따뜻하게 하는 것은 혈관 건강의 가장 기본입니다. 온열은 혈관을 확장시켜 혈액 흐름을 원활하게 하고, 혈액 점도를 낮춰 혈액이 끈적해지는 것을 막습니다. 특히 우리 몸속 깊은 곳까지 전달되는 심부온열은 혈관 내피세포 기능을 개선하여 혈관의 탄력성을 높이는 데 기여합니다. 이는 혈압을 자연스럽게 낮추고, 콜레스테롤이 혈관에 침착되는 것을 막는 데 도움을 줍니다.

실천법

- **들꽃잠 온열매트** : 매일 온열매트 위에서 20분 이상 몸 전체를 따뜻하게 데웁니다. 특히 밤에 온열매트 위에서 잠들면 혈관이 이완된 상태에서 충분한 휴식을 취할 수 있어 혈압 안정에 큰 도움이 됩니다.
- **팥찜질팩 활용** : 복부, 허리, 발 등 혈액순환이 중요한 부위에 팥찜질팩을 올려 집중적으로 온기를 전달합니다.
- **따뜻한 음식과 차** : 몸을 차갑게 하는 냉음료나 찬 음식 대신 따뜻한 물, 차, 국물 요리 위주로 식단을 구성합니다.

순환으로 혈액의 질을 개선하다

혈액 순환이 원활해야 영양소와 산소가 세포에 제대로 공급되고, 노폐물과 독소가 효과적으로 배출됩니다. 이는 고지혈증과 고혈압 관리에 필수적입니다.

실천법

- **가벼운 유산소 운동:** 걷기, 조깅, 수영 등 유산소 운동은 심폐 기능을 강화하고 혈액순환을 촉진합니다. 하루 30분 이상 꾸준히 실천하는 것이 중요합니다.
- **좌훈음파운동기:** 특히 하체와 골반 부위의 혈액순환을 집중적으로 개선하여 전신 순환에 긍정적인 영향을 미칩니다. 이는 혈액이 심장으로 돌아오는 것을 돕는 '제2의 심장' 역할을 합니다.
- **림프 순환 마사지:** 목, 겨드랑이, 쇄골 등 림프절이 모인 부위를 부드럽게 마사지하여 노폐물 배출을 돕습니다.
- **스트레칭:** 몸의 유연성을 높이고 근육의 긴장을 풀어 혈액 흐름을 원활하게 합니다.

충분한 수면과 스트레스 관리

수면 부족과 만성 스트레스는 혈압과 혈당을 높이는 주요 원인입니다. 충분하고 질 좋은 수면은 몸의 회복력을 극대화하고, 스트레스 호르몬 분비를 줄여 혈압을 안정화합니다.

실천법

- **규칙적인 수면 습관** : 매일 같은 시간에 잠들고 일어나는 습관을 들입니다.
- **명상 및 감사 일기** : 마음의 평화를 찾고 스트레스를 관리하는 데 도움을 줍니다. 이는 '하얀 늑대에게 밥을 주는' 마음의 관리법입니다.

스텐트 시술을 피한 기적 같은 변화

저희 센터를 찾아오신 그 남성 고객님은 제가 제안한 루틴을 믿고 꾸준히 실천하셨습니다. 매일 온열매트 위에서 편안히 잠들고, 팥찜질팩으로 몸을 데우며, 좌훈음파운동기로 하체 순환을 관리하셨습니다. 동시에 식단도 몸을 따뜻하게 하고 혈액을 맑게 하는 방향으로 바꾸셨습니다.

몇 달 후, 정기 검진을 위해 병원을 다시 찾으셨습니다. 그리고 놀랍게도, 혈액 검사 결과 고지혈증 수치가 현저히 낮아졌고, 혈압도 안정되어 약 복용량을 줄일 수 있다는 진단을 받으셨습니다. 의사도 놀라워하며 "어떻게 이렇게 좋아질 수 있었느냐?"고 물었다고 합니다. 결국 스텐트 시술 없이 건강을 되찾으신 것입니다.

그분의 얼굴에는 오랜 불안감에서 벗어난 안도감과 활력이 넘쳤습니다. "사장님, 정말 감사합니다. 이제는 혈압약도 줄이고, 스텐트 걱정 없이 살 수 있게 되었습니다. 몸이 가벼워지니 삶이 이렇게 즐거울 수 있다는 것을 다시 알게 되었습니다." 고객님의 진심 어린 감사 인사는 저에게 큰 보람과 확신을 주었습니다.

몸의 지혜를 믿는 것의 가치

이 고객님의 이야기는 단순히 한 분의 건강이 좋아졌다는 것을 넘어섭니다. 그것은 만성질환이 불치병이 아니라, 우리 몸이 가진 놀라운 자연치유력으로 충분히 관리하고 개선할 수 있다는 강력한 증거입니다. 의학적인 치료가 필요한 순간도 있지만, 그에 앞서 또는 병행하여 우리 몸의 근본적인 환경을 개선하는 노력이 얼마나 중요한지를 보여줍니다.

스텐트 시술이라는 큰 기로에서 자연 치유를 선택한 이 고객님은, 제게 '몸을 따뜻하게 하고 순환을 개선하면 어떤 고통이라도 극복할 수 있다'는 살아 있는 증거가 되어주셨습니다.혈관 건강으로 고민하는 모든 분들에게, 들꽃잠의 따뜻한 치유법이 희망의 빛이 되기를 소망합니다.

아토피 자녀의 회복 : 건강을 되찾은 자녀의 변화 과정

"내 아이가 밤새 피투성이가 되도록 긁어대는 모습을 보는 것은 엄마로서 견딜 수 없는 고통이었습니다. 그 절망의 순간, 저는 깨달았습니다. 아이의 아픔은 단순히 피부의 문제가 아니라, 온몸의 균형이 깨졌다는 신호라는 것을요. 그리고 그 깨달음은 제 삶과 들꽃잠의 방향을 완전히 바꾸는 가장 강력한 원동력이 되었습니다."

큰아이에 이어 둘째 딸까지 아토피로 고통받기 시작했을 때, 제 삶은 온통 절망으로 뒤덮였습니다. 아이들의 여린 피부는 늘 진물이 흐르고 검게 변해 있었고, 밤마다 잠 못 이루고 긁어대는 소리는 제 가슴을 찢어놓는 듯했습니다. 그 시절 저는 아이들이 밤마다 긁느라 울어대면 도무지 진정시킬 수가 없어, 친정엄마와 한 아이씩을 업고 밤에 동네를 배회하던 날이 많았습니다.

잠든 아이를 깨우지 않으려고 발소리를 죽이고 골목을 걸으며 "제발 오늘은 좀 가렵지 않게 해 달라"는 기도를 수없이 했습니다. 그 절박했던 밤들이 아직도 제 마음속에 선명합니다. 베갯잇과 이불에는 아이가 긁어 생긴 피와 진물이 배어 있었고, 아침마다 상처투성이의 아이 몸을 바라볼 때마다 엄마로서의 죄책감과 무력감에 시달렸습니다. 또래 아이들처럼 마음껏 뛰어놀지 못하고, 피부 때문에 친구들에게 놀림이라도 받을까 봐 늘 노심초사했습니다.

끝없는 방황과 절망 : 기존 치료의 한계

병원에서는 스테로이드 연고를 처방해주었습니다. 연고를 바르면 잠시나마 피부가 진정되는 듯했지만, 그것은 일시적인 미봉책에 불과했습니다. 시간이 갈수록 아이의 피부는 점점 얇아지고 예민해졌으며, 스테로이드에 대한 의존성만 높아지는 것 같아 두려웠습니다. 근본적인 치유 없이 증상만을 억누르는 치료 방식에 한계를 느끼며, 저는 끝없이 방황했습니다. '내 아이에게 가장 좋은 방법은 무엇일까?', '과연 이 아이가 건강하게 자랄 수 있을까?' 하는 질문들이 밤낮으로 저를 괴롭혔습니다.

엄마의 간절함이 이끈 '전인적 치유'의 길

그 절박함 속에서 저는 제가 겪었던 아픔과 회복의 경험을 떠올렸습니다. 몸이 차가워지면서 면역력이 떨어지고, 이로 인해 여러 질병이 찾아왔던 저의 과거. 아이의 아토피도 단순한 피부 문제가 아니라, 몸속의 순환과 면역 체계, 그리고 체온의 불균형에서 비롯된 것이라는 확신이 들었습니다.

저는 더 이상 병원 치료에만 의존하지 않고, '전인적 치유'의 길을 찾아 나섰습니다. 아이의 몸이 스스로 치유할 수 있는 환경을 만들어주는 것이 가장 중요하다고 생각했습니다. 그때부터 저는 밤마다 인터넷을 뒤지고, 관련 서적과 전문서를 찾아 읽으며 피부 · 면역 · 체온의 상관관계를 공부했습니다.

아토피를 다룬 자연치유 관련 서적, 면역학과 피부 생리학 자료, 또 여러 엄마들의 경험담까지 챙겨 읽었습니다. 아이의 피부가 단순히 외부 자극에 민감한 것이 아니라, 체내 순환과 장 건강, 음식, 수분, 온도, 생활 습관과 긴밀히 연결되어 있다는 사실을 깨달으면서, 단편적인 치료보다는 몸 전체의 균형을 회복하는 방향이 필요하다는 결론에 다다랐습니다.

이 과정은 제가 대학에서 식품영양학을 전공하며 쌓아왔던 지식과 어린 시절 부모님께 배운 자연의 지혜, 그리고 스스로 찾아낸 최신 연구와 사례들이 총동원된 여정이었습니다.

• **식단 개선 – 몸을 살리는 자연의 밥상 :** 가장 먼저 아이들의 식단부터 바꾸었습니다. 아토피는 몸속 염증과 깊은 관련이 있기에, 염증을 유발할 수 있는 가공식품 · 밀가루 · 설탕 · 유제품 등을 최대한 줄였습니다. 특히 우유가 아토피에 좋지 않다는 사실을 알게 된 뒤, 그렇게 좋아하던 우유를 끊게 하자 아이들이 며칠 동안 얼마나 울었는지, 그때는 정말 마음이 아팠습니다. 우유 대신 두유를 먹이고, 제

철 채소와 과일 · 통곡물 · 몸을 따뜻하게 하는 자연식품 위주로 식단을 구성했습니다. 아이들이 좋아하는 간식도 가급적 집에서 직접 만들어주었습니다.

• **환경 관리 – 피부가 숨 쉬는 공간 :** 아이들의 피부가 직접 닿는 환경도 철저히 관리했습니다. 집안을 청결히 유지하려 애썼고, 합성 섬유 대신 천연 황토로 염색한 면 소재의 옷과 침구를 사용했습니다. 피부가 인공적인 자극 없이 편안히 숨 쉴 수 있도록 해주는 것이 중요하다고 생각했습니다. 커튼도 모두 황토 커튼으로 바꾸고, 벽에는 황토 페인트를 발라 최대한 자연에 가까운 환경을 만들어주고자 세심히 노력했습니다.

• **따뜻한 온기 – 몸 안팎의 순환 활성화 :** 몸을 따뜻하게 하는 것은 아토피 관리의 핵심이었습니다. 아이들이 몸이 차가우면 혈액순환이 원활하지 않아 피부에 영양분이 제대로 공급되지 못하고, 노폐물이 쌓여 가려움증이 심해진다는 사실을 알게 되었습니다. 따뜻한 황토팩으로 전신 찜질을 하고, 황토물로 목욕을 시키며, 잠들기 전에는 찜질팩으로 충분히 데워 주었습니다. 몸이 따뜻해지자 혈액순환이 원활해지고, 가려움증도 눈에 띄게 줄어들었습니다.

• **림프 순환 마사지 – 노폐물 배출의 중요성 :** 저는 아이들의 아

토피를 돕기 위해 피부관리사 자격증까지 취득하며 림프 순환 마사지를 배웠습니다. 아이들의 몸에 쌓인 노폐물과 독소를 배출하는 것이 중요하다고 생각했기 때문입니다. 매일 밤 잠들기 전, 아이들의 팔다리와 목 주변 림프절을 부드럽게 마사지해 주었습니다. 처음에는 아파했지만, 꾸준히 해주자 아이들의 몸이 점차 가벼워지고 피부색도 맑아지는 변화를 느낄 수 있었습니다.

• **정서적 지지 – 엄마의 사랑이 최고의 약 :** 무엇보다 아이들에게 가장 필요했던 것은 엄마의 사랑과 지지였습니다. 아토피로 힘들어하는 아이들에게 "괜찮아, 엄마가 도와줄게", "너희는 혼자가 아니야"라는 메시지를 끊임없이 전했습니다. 밤새 긁어대도 혼내지 않고, 따뜻하게 안아 주며 보듬었습니다. 엄마의 안정적인 사랑은 아이들의 마음을 편안하게 하고, 이는 몸의 긴장을 풀어 면역력 강화에도 긍정적인 영향을 미쳤습니다.

기적 같은 회복 : 건강을 되찾은 아이들의 미소

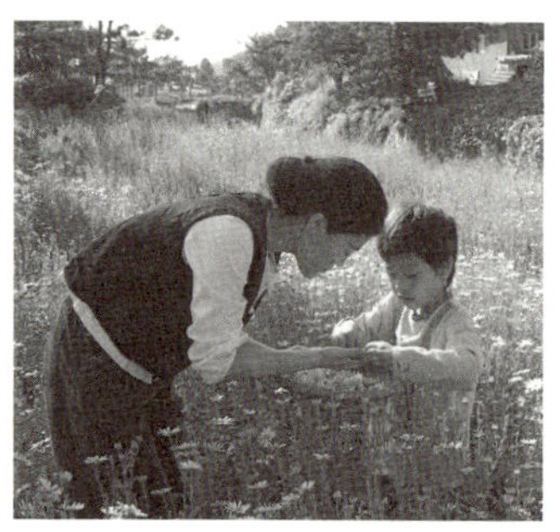
엄마의 사랑과 지지가 최고의 약

이러한 노력들이 쌓이면서 아이들의 몸은 놀라운 속도로 회복되기 시작했습니다. 처음에는 밤새 긁는 횟수가 줄었고, 피부의 붉은 기와 염증이 점차 가라앉았습니다. 그리고 몇 달 후, 아이들의 피부는 놀랍도록 깨끗해졌습니다. 더 이상 피투성이가 된 이불을 볼 필요가 없었고, 아이들은 밤새 편안히 잠들 수 있게 되었습니다.

아이들이 건강을 되찾자 활력도 함께 돌아왔습니다. 친구들과 마음껏 뛰어놀고 밝게 웃는 아이들의 모습을 보며, 저는 말할 수 없는 감격과 희망을 느꼈습니다. 아이들의 아토피는 제게 큰 시련이었지만, 동시에 몸이 스스로 치유할 수 있는 놀라운 능력을 깨닫게 해 준 가장 소중한 경험이 되었습니다.

사랑이 빚어낸 들꽃잠의 철학

저희 아이들의 아토피 치유 경험은 들꽃잠의 제품 철학과 방향성을 확립하는 데 결정적인 영향을 주었습니다. '내 아이에게 가장 좋은 것'을 만들겠다는 엄마의 간절한 마음은 '제품은 팔기 위한 것이 아니라 회복을 위한 도구'라는 들꽃잠의 핵심 가치로 이어졌습니다.

아이들의 아토피 치료를 위해 연구했던 노하우를 바탕으로 15종의 순한 온가족 화장품을 개발했고, 이는 들꽃잠의 온열 제품들과 함께 몸 안팎의 치유를 돕는 통합 솔루션이 되었습니다.아이들이 아프지 않았다면 저는 지금처럼 치유에 대한 깊은 사명감을 갖지 못했을 것입니다.

아이들의 고통이 저를 더 배우고, 더 연구하며, 더 나누는 사람으로 만들었습니다. 이제 제 아이들은 건강한 청년으로 성장했고, 저는 그 회복의 경험에서 얻은 깨달음으로 더 많은 사람들의 건강을 돕는 일에 매진하고 있습니다. 당신의 아이가, 혹은 당신 자신이 아토피로 고통받고 있다면 포기하지 마세요. 몸이 보내는 신호에 귀 기울이고, 따뜻한 관심과 사랑으로 보듬어준다면 분명히 놀라운 변화가 시작될 것입니다.

93세 어머니의 기적

치매, 우울증, 파킨슨 극복 루틴

"사랑하는 이가 서서히 자신을 잃어가는 모습을 지켜보는 것만큼 고통스러운 일은 없을 것입니다. 특히 평생 저의 든든한 버팀목이었던 어머니가 치매, 우울증, 파킨슨이라는 삼중고에 시달리실 때, 저는 깊은 절망감에 빠졌습니다. 하지만 저는 포기하지 않았습니다. 어머니의 몸이 가진 지혜를 믿고, 제 삶을 바꿔놓았던 치유의 원칙들을 적용했을 때, 93세 어머니의 삶에 기적 같은 변화가 시작되었습니다."

어머니는 늘 저의 삶의 등대였습니다. 시골에서 사계절 농한기 없이 부지런히 일하시면서도, 자식들을 위해 헌신하셨던 강인한 분이셨습니다. 그런 어머니가 90세가 넘으면서 서서히 기력을 잃어가셨습니다. 처음에는 건망증이 심해지더니, 점차 시간과 장소에 대한 인지 능력이 떨어지는 치매 증상을 보이셨습니다. 우울감에 잠 못 이루는 밤이 늘어났고, 몸의 움직임은 점점 부자연스러워지시고 손을 떠는 등 파킨슨 증상까지 겹치기 시작했습니다. 약해지신 어머니를 보는 것은 저에게 이루 말할 수 없는 고통이었습니다. '이제는 정말 어쩔 수 없는 일인가' 하는 체념이 저를 짓눌렀습니다.

하지만 저는 제가 겪었던 아픔과 회복의 경험을 통해 얻은 확신이 있었습니다. 우리 몸은 나이가 들어도 스스로 치유할 수 있는 놀라운 능력을 가지고 있다는 것입니다. 어머니의 몸이 보내는 신호에 귀 기울이고, 그동안 제가 수많은 고객들과 함께하며 검증했던 '따뜻함, 수면, 순환, 스트레칭'이라는 치유의 네 가지 기둥을 적용하기로 결심했습니다.

93세 어머니를 위한 맞춤형 치유 루틴

어머니의 몸 상태를 고려하여, 저는 모든 루틴을 '부드럽고 꾸준하게'라는 원칙 아래 설계했습니다. 강제적으로 하기보다, 어머니가 편안함을 느끼고 즐거움을 찾을 수 있도록 세심하게 배려했습니다.

• **따뜻함 – 심부온열로 몸의 활력을 깨우다 :** 어머니의 몸은 늘 차가웠습니다. 특히 손발이 차갑고, 관절은 뻣뻣했습니다. 몸이 차가우면 혈액순환이 원활하지 않아 뇌 기능 저하와 근육 경직이 심해집니다. 저는 매일 들꽃잠 온열매트 위에서 어머니가 충분히 주무실 수 있도록 해드렸습니다. 온열매트의 심부온열은 몸속 깊은 곳까지 따뜻한 온기를 전달하여 굳어있던 근육을 이완시키고, 혈액순환을 개선했습니다. 또한, 팥찜질팩으로 관절이 뻣뻣한 부위나 혈액순환이 특히 필요한 부위(손발, 배)를 집중적으로 데워드렸습니다. 따뜻한 온기가 몸에 스며들면서 어머니의 혈색이 점차 밝아지고, 얼굴에 생기가 돌기 시작했습니다. 몸이 따뜻해지자 자연스럽게 면역력도 높아져 잔병치레가 줄었습니다.

• **수면 – 깊은 잠으로 뇌를 재충전하다 :** 어머니는 밤에 잠을 제대로 주무시지 못했습니다. 자주 깨어나시고, 낮에는 피로를 느끼고 밤에는 뒤척이는 악순환이 반복되었습니다. 저는 온열매트 위에서 몸을 따뜻하게 데워드리는 것이 숙면에 가장 중요하다고 생각했습니다. 몸이 충분히 이완되고 따뜻해지자, 어머니는 서서히 깊은 잠에 빠져들기 시작하셨습니다. 충분하고 질 좋은 수면은 뇌 기능을 회복하고, 감정 조절 능력을 향상시키는 데 필수적입니다. 잠을 잘 주무시기 시작하자, 어머니의 낮 동안의 인지 능력이 눈에 띄게 좋아졌고, 우울감도 현저히 줄어들었습니다. 마치 뇌가 밤새 재충전되는 것

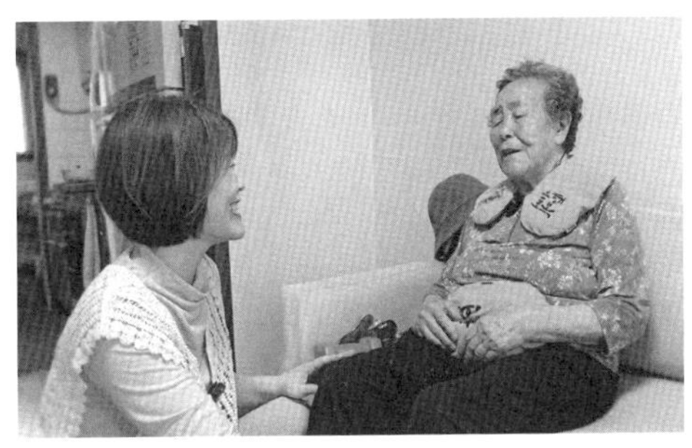

93세 어머니를 위한
맞춤형 치유 루틴

처럼, 아침에는 훨씬 명료하고 안정된 모습을 보이셨습니다.

• **순환 – 생명의 강물이 흐르도록 돕다** : 파킨슨 증상으로 인해 어머니의 움직임은 점점 둔해지고 근육은 경직되었습니다. 이는 혈액과 림프의 순환을 방해하여 노폐물이 쌓이고 몸의 기능이 더욱 저하되는 결과를 낳았습니다. 저는 어머니의 순환을 개선하기 위해 부드러운 마사지와 족욕을 꾸준히 해드렸습니다. 특히 발 마사지는 '제2의 심장'이라 불리는 발의 혈액순환을 촉진하여 전신 순환을 돕는 데 집중했습니다. 따뜻한 물에 발을 담그고 부드럽게 마사지해드리자, 어머니의 손발이 점차 따뜻해지고 붓기도 줄어들었습니다. 혈액순환이 좋아지자 뇌로 가는 산소와 영양분 공급이 원활해져 인지 능력 개선에도 긍정적인 영향을 미쳤습니다.

• **스트레칭 및 가벼운 움직임 – 몸의 유연성을 되찾다** : 파킨슨

증상은 어머니의 몸 움직임을 둔화시켰습니다. 다행히 저희 어머니의 원래 스스로 스트레칭을 잘하시는 분이셔서 오히려 몸에 무리가 가지 않는 선에서 부드러운 스트레칭과 가벼운 움직임을 지속적으로 하시도록 유도했습니다. 침대 위에서 팔다리를 천천히 움직이거나, 앉아서 목과 어깨를 가볍게 돌리는 식의 동작들이었습니다. 이는 단순히 근육을 풀어주는 것을 넘어, 어머니의 몸이 아직 움직일 수 있다는 것을 스스로 인지하게 하는 과정이었습니다. 조금씩 몸의 유연성이 돌아오면서, 어머니는 스스로 일어나 앉거나, 짧은 거리를 걷는 등 일상생활 동작을 더 수월하게 하실 수 있게 되었습니다. 이는 어머니의 자신감 회복에도 크게 기여했습니다.

기적 같은 변화 : 되찾은 미소와 삶의 활력

이러한 루틴을 꾸준히 실천한 결과, 어머니에게 놀라운 변화가 찾아왔습니다.

- **치매 증상 완화 :** 시간과 장소에 대한 인지 능력이 눈에 띄게 좋아지셨습니다. 가족들의 얼굴과 이름을 더 잘 기억하시고, 과거의 일들을 회상하며 이야기꽃을 피우는 시간이 늘어났습니다.

• **우울증 극복 :** 잠을 잘 주무시고 몸이 편안해지자, 우울감은 사라지고 얼굴에 환한 미소가 돌아왔습니다. 자주 웃으시고, 농담도 하시며 가족들과 활발하게 소통하셨습니다.

• **파킨슨 증상 개선 :** 몸의 경직이 현저히 줄어들고, 움직임이 훨씬 부드러워지셨습니다. 손이 떠시는 것도 훨씬 줄어들었습니다. 스스로 식사를 하시는 것도, 안전을 위해서 실버카에 의존하시긴 하지만 걷는 데도 무리가 없게 되었습니다.

• **전반적인 활력 증진 :** 식사량도 늘고, 소화도 잘 되시면서 살도 오르셨습니다. 기운이 넘치고 표정이 밝아지시는 것을 보며 가족들 모두 기적이라고 입을 모았습니다.

가장 힘들었던 순간은 어머니가 잠을 제대로 주무시지 못하고 기운이 빠지셔서 움직임도 점점 부자연스러워지던 그 모습을 지켜보는 것이었습니다. 약해지신 어머니를 보는 게 정말 마음이 아팠죠. 하지만 가장 기뻤던 순간은 약을 드시지 않고도 찜질과 꾸준한 관리로 밝고 건강하게 회복되신 모습을 보는 것이었습니다.

사랑과 믿음이 만들어낸 기적

어머니의 사례는 저에게 깊은 깨달음을 주었습니다. 나이와 질병의 이름이 아무리 무섭더라도, 우리 몸이 가진 자연치유력은 그 모든 것을 뛰어넘을 수 있다는 것을요. 중요한 것은 포기하지 않고, 몸이 스스로 회복할 수 있는 환경을 꾸준히 만들어주는 것, 그리고 무엇보다 사랑과 믿음으로 보듬어주는 것입니다.

어머니는 이제 90대 중반의 나이에도 여전히 건강하고 평화로운 삶을 살고 계십니다. 그뿐만이 아니라 저희 회사에 나오셔서 일도 하시고 월급도 받으십니다. 이 모든 것이 '따뜻함, 수면, 순환, 스트레칭'이라는 들꽃잠의 치유 원칙을 꾸준히 실천한 결과입니다.

"아픔은 끝이 아니라, 회복의 시작입니다."

사랑하는 부모님이나 가족, 혹은 스스로가 만성질환이나 노화로 인한 어려움에 직면해 있다면, 오늘부터 이 치유 루틴을 시작해보세요. 당신의 몸은 분명히 당신에게 놀라운 기적을 선물할 것입니다.

아픔에서 시작된 기적의 여정

이 책을 마무리하며 지난 20년을 돌아보니, 참으로 기적 같은 여정이었다는 생각이 듭니다. 얼음이 언 바다에 손을 담그던 어린 시절, 7평 매장에서 첫 간판을 달던 떨림, 두 차례의 유산과 암 진단 앞에서 절망했던 순간들. 그 모든 아픔이 결국 '따뜻함'으로 돌아왔습니다. 몸을 데우면 마음이 풀리고, 마음이 풀리면 삶이 다시 흘러가기 시작한다는 아주 단순하고 분명한 진리를 깨닫게 된 것입니다.

30살 새댁이 시작한 작은 꿈이 이렇게 많은 분들의 삶에 따뜻한 변화를 가져다줄 줄 누가 알았을까요? 계단도 오르지 못하던 분이 3번의 찜질 후 환한 웃음으로 먼저 올라오시던 날, 항암 중에도 복근이 생겼다며 자랑하시던 분, 40년 교통사고 후유증에서 벗어나 "새로운 인생을 살게 되었다"고 말씀하시는 분, 93세 어머니가 치매와 파킨슨을 극복하고 환한 미소를 되찾으신 모습. 이 모든 기적들이 저에게는 그 어떤 성공보다 값진 보상입니다.

당신 안의 하얀 늑대를 키워주세요

이 책을 읽으시는 모든 분들께 말씀드리고 싶습니다. 당신의 몸은 당신이 생각하는 것보다 훨씬 더 강하고 지혜롭습니다. 저는 '하얀 늑대' 이야기를 좋아합니다. 우리 몸 안의 건강한 세포와 회복의 힘, 마음 안의 평안과 감사가 우리를 살립니다. 오늘 당신이 어떤 생각을 고르고, 어떤 온기를 몸에 건네는지가 결국 그 늑대에게 건네는 한 끼 식사가 됩니다.

분노와 원망 대신 감사와 평안을, 차가움 대신 따뜻함을, 포기 대신 작은 실천을 선택해 보세요. 밥을 먹은 늑대가 이깁니다. 그 밥은 우리가 매일 스스로에게 지어주는 것입니다. 나이가 많다고, 병력이 오래되었다고, 여러 번 실패했다고 포기하지 마세요. 들꽃이 척박한 땅에서도 아름다운 꽃을 피우듯, 우리 몸도 올바른 환경만 만들어주면 언제든 회복할 수 있습니다.

오늘부터 시작하는 작은 실천

"100일이면 피가 바뀐다"는 자연치유의 원리를 믿고, 오늘부터 작은 실천을 시작해보세요. 완벽하게 준비된 하루를 기다리지 마세요. 회복은 늘 지금, 여기서 시작됩니다.

오늘부터 시작할 수 있는 따뜻한 습관들

- 아침에 따뜻한 물 한 컵으로 몸을 깨우기
- 배나 발에 10~20분 찜질로 온기 채우기
- 잠들기 전 5분 스트레칭으로 하루의 긴장 내려놓기
- 오늘 감사했던 일 세 가지를 마음에 새기며 기록하기

백 번의 작은 선택은 반드시 당신의 몸과 마음을 다른 곳에 데려다 놓을 것입니다. 때로는 멈추고 싶을 때가 있겠지요. 그럴 때는 스스로를 다그치지 말고, 다시 따뜻함으로 돌아오면 됩니다.

들꽃잠이 꿈꾸는 미래

들꽃잠의 여정은 아직 끝나지 않았습니다. 저희가 꿈꾸는 궁극적인 비전은 '들꽃잠 힐링마을'입니다. 지친 현대인들이 언제든 찾아와 자연 속에서 몸과 마음을 회복하고, 삶의 활력을 되찾아 일상으로 돌아갈 수 있는 진정한 치유의 공간을 만드는 것입니다.

그곳에서는 구절초가 만발한 들판을 거닐며 자연의 온기를 느끼고, 전통 구들장 온열 치유를 경험하며, 같은 마음을 가진 사람들과 회복의 기쁨을 나누는 시간을 가질 수 있을 것입니다. 화려한 리조트가 아닌, 진정으로 사람을 치유하는 '값진 공간'을 만들고 싶습니다.

하지만 저는 여러분 한 분 한 분의 삶이 바로 그 들꽃잠 힐링마을이 되기를 소망합니다. 매일매일 건강하고 평안한 삶을 가꾸어 나가는 것, 그것이야말로 세상에서 가장 아름답고 값진 힐링입니다.

감사의 마음을 담아

이 모든 여정에서 저를 지켜봐 주시고 응원해주신 모든 분들께 깊은 감사를 드립니다. 혹독한 삶을 노래로 견디시며, 평생 선함과 부지런함, 정직을 몸소 가르쳐주신 아버지께, 좌판에서 배운 장사의 기본을 지금도 지켜가게 해주신 어머니께, "들꽃잠이니까 믿고 구매했습니다"라며 저희를 신뢰해주신 고객분들, 20년 넘게 함께 걸어온 직원들, 그리고 제 곁에서 든든한 버팀목이 되어준 남편과 아이들에게 마음 깊은 곳에서 우러나오는 고마움을 전합니다.

하나님이 주신 자연의 것으로 선한 일을 하라며 늘 기도해 주신 손일 목사님과 또 어려울 때마다 함께 기도해 주신 베들레헴공동체에도 깊이 감사드립니다. 그 진심 어린 응원이 제게 큰 힘이 되었습니다.

무엇보다 지금도 어디선가 아픔과 싸우고 계실 모든 분들께, 저는 이 메시지를 전하고 싶습니다. 당신은 혼자가 아닙니다. 당신의 아픔을 이해하고, 당신의 회복을 진심으로 응원하는 사람들이 여기 있습니다.

들꽃처럼, 당신의 자리에서

이 책을 덮으시기 전에, 잠시 거울 앞에 서서 자신에게 말해보세요.

"나는 나 자체로 소중하고 가치 있는 존재다."
"내 몸은 스스로 치유할 수 있는 놀라운 능력을 가지고 있다."
"나는 들꽃처럼 내 자리에서 아름답게 피어날 수 있다."

들꽃은 이름도, 화려한 치장도 없이 그저 묵묵히 제 자리에서 뿌리를 내리고 피어납니다. 땅에 뿌리를 내리고 하늘을 향해 꽃을 피우듯, 우리도 자연과 하늘 사이에서 회복된 삶을 살 수 있습니다. 몸은 자연으로, 마음은 하나님께로. 이것이 들꽃잠이 추구하는 진정한 치유의 완성입니다.

뭐가 되라고 강요하지 않아도 됩니다. 당신은 이미 당신의 자리에서 충분히 소중합니다. 오늘부터, 아니 지금 이 순간부터 당신의 몸에 따뜻한 관심을 보내주세요. 작은 습관 하나하나가 모여 당신의 삶을 완전히 바꿔놓을 것입니다.

"아픔은 끝이 아니라, 회복의 시작입니다."

이 문장이 당신의 날마다를 비추는 등불이 되기를 바랍니다. 당신의 방 안에 오늘 밤 따뜻한 잠이 깃들고, 내일 아침 당신의 걸음에 가벼운 바람이 스치기를. 들꽃처럼, 당신의 자리에서. 우리는 각자의 흙과 하늘 사이에서 가장 아름다운 모양으로 피어날 수 있습니다.

당신의 회복은 이미 시작되었습니다.

고맙습니다. 당신과 함께 걸을 수 있어서.

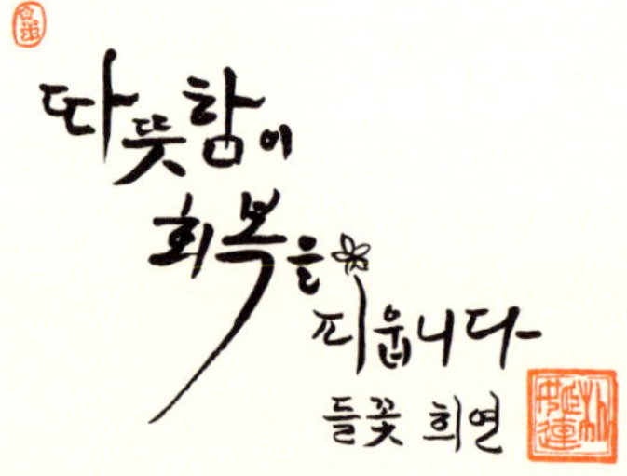